本当のところを教えて！
放射線のリスク
放射線影響研究者からのメッセージ

編

日本放射線影響学会

医療科学社

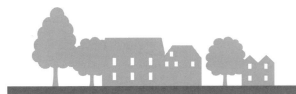

編集：日本放射線影響学会
　　　Q&A 対応グループ
　　　教育・研修委員会

解説執筆者（五十音順）
　宇佐美徳子　　高エネルギー加速器研究機構
　柿沼志津子　　放射線医学総合研究所
　島田　義也　　放射線医学総合研究所
　鈴木　啓司　　長崎大学　原爆後障害医療研究所
　田内　　広　　茨城大学　理学部
　松本　英樹　　福井大学　高エネルギー医学研究センター
　松本　義久　　東京工業大学　原子炉工学研究所
　三谷　啓志　　東京大学大学院　新領域創成科学研究科
　渡邉　正己　　京都大学　放射線生物研究センター

編集委員
　田内　　広（代表）
　宇佐美徳子
　柿沼志津子
　島田　義也
　鈴木　啓司
　松本　智裕
　松本　英樹
　松本　義久
　三谷　啓志
　渡邉　正己

はじめに

　この本の表題をご覧になって、「何で今頃になって？」という疑問をお持ちの方は多いかもしれません。確かに、福島第一原子力発電所事故を契機にして、多くの個人や学術・技術団体が放射線の人体影響に関する書籍を出版してきました。事故から4年を迎えようとする今となっては、情報が最も必要とされていた時期を逸した感は否めないかもしれません。

　本書の編集に携わった日本放射線影響学会[注1]のメンバーは、福島第一原発事故発生から間もなく、それぞれの専門の立場で市民の皆さんに情報を伝えるために研究室を飛び出しました。2011年3月18日、「市民の皆さんが自身で納得できる判断をするための科学的な情報を伝えたい」という方向を同じくする有志が集まって、ホームページを通じたメールによるQ&Aを開始しました。事故後に多数寄せられたメールや電話でのやりとりから、私たちは「顔が見える直接対話」の必要性を感じ、同年秋から、複数講師による対話型講演会開催への取り組みを開始し、その後、少人数の市民の皆さんとの膝詰め対話という形で今も活動を継続しています。この3年半あまりの活動で、「自分の頭で理解して判断し、地域を守るために、たとえ小さくてもできることから自立して取り組む」ことを続けている多くの市民の方とお会いしました。この経験は私たちに、ある緊急事態に直面したとき、市民の皆さんとともに行動できる、専門的な情報をある程度理解した方が、それぞれの地域に居ることがいかに重要であるかを強く感じさせました。ここでいう「ともに行動できる方」とは、具体的には学校の教師であったり、役場の窓口の方であったり、自治会やPTAの役

＜注1＞日本放射線影響学会は、1954年の第五福竜丸事件を契機に、日本人が組織する放射線影響に関する専門家集団を志した先人たちによって結成された学術団体で、放射線がヒトや生物・環境に与える影響を研究する専門家が所属している学会です。

員など、本当に身近で顔が見える方のことです。命に関わる情報は、「誰が発信したか」が受け手の理解と判断に大きく影響し、発信者の理解度は受け手の理解度にも大いに影響します。その一方で、原発事故発生当時はもちろん、今でもなお、地域のリーダーとなる方々が放射線の健康影響に関する科学的な情報を整理し、理解した上で自信を持って発信するのに最適な解説書は不十分であることに気付きました。

　放射線の影響を書いた本は多数出版されていますが、私たちが知る限り、これらの書籍の情報量は、非常にわかりやすくするために贅肉を極限まで削ぎ落とした書籍と、ある程度専門知識を持つ人向けに書かれた書籍の2つに大別され、わかりやすさと科学性を両立できる簡潔な書籍がほとんどありません。また、中には科学的な情報に基づいているとは思えない書籍もあり、結果として、「何が本当で、何を元に判断すればよいのか」が見えてこない状況が続いているように感じています。もちろん、この本の解説が私たちの掲げる要件を十分満たしているとは言えないかもしれませんが、できるだけ簡潔な解説と理解の手助けとなる図や表とを組み合わせてお示しすることを心がけました。本書は、市民と直接対話される自治体職員の方や学校の先生、地域のリーダーとして活動されている方々のために、これからの放射線リスクコミュニケーションに必要なテーマを厳選し、各テーマについて、平易でなおかつ科学性を維持した解説と図説を使ってまとめました。加えて、科学的な情報を伝える上で何が問題であったか、これから何が必要なのかを座談会形式でまとめました。「本当の専門家」が集まる集団として、私たちが「何をして、何を感じ、どう対応してきたか」を市民代表の方とともに語ったメッセージも含めてお読みいただければ、「なぜ今なのか」をご理解いただけるものと考えております。本当の専門家として、私たちが市民の方とともに経験したことが未来につながれば幸いです。

目　次

著者一覧・編集委員・ii
はじめに・iii

第1章　解説編 ——————————————1

1. 放射線・放射能の基礎を理解しましょう ——————1
放射線・放射能って何ですか？ …………………………………… 1
放射能と放射線 ……………………………………………………… 2
シーベルトって何の単位ですか？ ………………………………… 3
内部被ばくってどういうこと？ …………………………………… 5
内部被ばくでは放射性物質がたまる
（生物濃縮が起きる）のですか？ ………………………………… 7
内部被ばくを知る：内部被ばくを自分で計算しましょう ………… 8
「被ばくゼロ」はありますか？ ……………………………………10
　［コラム］複数の「シーベルト」：空間線量率と実効線量が
　　合わないのは何故？ ……………………………………………12
食品の放射能…「検出限界以下」ってゼロですか？ ……………14

2. 放射線の生体影響の基礎 ————————————— 16
放射線に当たると細胞に何が起きる？ ……………………………16
・細胞とは？・16
・放射線で何が壊れるのか？・16
・放射線を浴びた細胞で起きる反応・17
損傷ができたら終わりなの？ ………………………………………18
放射線被ばくで起きる影響は？ ……………………………………20
・確定的影響・22
・確率的影響　－がんと白血病－・23
　［コラム］内部被ばくによるがん以外の影響 …………………23

3. 放射線やその他の要因による発がんについて：
　 生命現象からの説明—————————————— 25
放射線は発がんの主要因ですか？ …………………………………25
そもそも「がんのリスク」って何ですか？ ………………………27

放射線でがんが治るとも聞きましたが…（がん放射線治療
　　　について） ··29

4. 放射線影響が変わる要因 ─────────── 33
　　　内部被ばくは外部被ばくより影響が大きい？ ···············33
　　　被ばく線量は同じでも…（線量と線量率）·····················34

5. 子どもへの被ばく影響を考える（発がんを中心に）─── 37
　　　子どもは大人よりがんになりやすい？ ·························37
　　　子孫への影響はどうでしょうか？ ·······························38

6. 100ミリシーベルトの被ばくリスクを考える ──── 41
　　　100ミリシーベルトのリスクって？ ·····························41
　　　［MEMO］100ミリシーベルトの発がんリスクを少し詳し
　　　く見てみましょう ··41
　　　年間被ばく限度の意味は？ ··45
　　　チェルノブイリで甲状腺がんが増えましたが… ·············46
　　　［コラム］甲状腺ってどんな臓器ですか？ ····················49
　　　［コラム］甲状腺等価線量とは？ ································50

第2章　放射線影響Q&A ─────────── 51

福島第一原発事故：「私は、家族は、地域は、」大丈夫でしょうか？

1. 放射性物質汚染と健康影響について ───────── 52
　　Q. 農地が放射性セシウムで汚染されていることがわかり
　　　　ましたが、農業を続けることができるでしょうか？ ············52
　　Q. 今後、福島原発事故で飛散した放射性物質は井戸水や
　　　　水道水にどのくらい混入するのでしょうか？ ·····················52
　　Q. 福島原発事故での土壌汚染とチェルノブイリ事故によ
　　　　る居住制限地域の土壌汚染は中身が違うと聞きました。
　　　　どのように違うのでしょうか？ ·····································54
　　【資料】福島事故とチェルノブイリ事故による放射性物質
　　　　　　汚染状況の比較 ··55
　　Q. 仮に福島第一原発事故が急拡大して放射線の影響が

チェルノブイリ級にまで広がった場合、大阪や東京での生活に影響はありますか？ ……………………57
　Q. 2011年4月現在、福島県の福島市、郡山市などは空間線量率が1～3マイクロシーベルト毎時くらいの値で推移していますが、この状況で、学校での体育の授業や、クラブ活動（野球やサッカー）などは大丈夫でしょうか。また、グラウンドの土などに対しても何らかの注意が必要でしょうか？ …………………58
　Q. 福島第一原発事故の後、近隣県では雨に濡れても健康には問題ないと言われていましたが、雨の降る屋外で子どもにスポーツなどをさせるのが心配です。本当に大丈夫なのでしょうか？ ……………………60
　Q. 3歳の子どもがいます。子どもは大人より影響を受けやすいこと、大人よりも地面に近いところで生活をしていることを考えると、放射性物質が降下した地域にある幼稚園の園庭での運動や砂場遊びを不安に思いますが、そのまま遊ばせていて大丈夫でしょうか？　問題がある場合は、改善することはできますか？ ……………61
　Q. 茨城県に住んでいて、福島第一原発事故から4か月後の2011年夏に屋外プールで泳ぎました。健康に影響がありますか？ ……………………62
2. 具体的な放射性物質の影響について ──────── 63
　Q. 汚染水で問題になっているトリチウムって何ですか？その影響はどうですか？ ………………63
　Q. プルトニウムから放出される放射線の生物影響はどんなものですか？ ………………64
3. 放射線被ばくの種類と除染について ──────── 66
　Q. 放射線体表汚染と放射線被ばくはどう違うのですか？ ………66
　Q. 身体に付着した放射性物質は、除染すればすべて問題ないのですか？ ………………67
　Q. 原発事故の際に避難地域から移動する場合、どの段階からスクリーニングや制限が必要になるのですか？ …………67

4. 放射線に関わる管理基準について ─── 69
　　Q. ヨウ素剤の服用はどんなときに必要ですか？ ……………69
　　Q. 放射線の安全規制値はどのようにして決められているのですか？ …………………………………………………………70

5. 食品と内部被ばくについて ─── 73
　　Q. 食品の規制値はどのように決められているのですか？ ………73
　　Q. 福島第一原発事故の汚染が広がりましたが、今後、東北・北関東地域の農産物や海産物を食べ続けて、健康への影響はありますか？ ………………………………75
　　Q. 福島市内の住民の尿から放射性セシウムが微量ながら検出されたと聞きました。体内に微量の放射性セシウムがあると、どの程度の健康影響があるのでしょうか？ ……76

6. 放射線被ばくと「がん」について ─── 78
　　Q. 放射線は遺伝子に傷をつけると聞きました。万一、その傷をうまく修復できなかったときは、高い確率で「がん」になってしまうのでしょうか？ …………………78

第3章　市民と研究者の座談会から ─── 81

1. 2011年3月の原発事故を受けてどう行動したか ─── 82
　　(1) 研究室を飛び出した研究者の行動から ……………………82
　　(2) 状況に正面から向き合った市民の行動から ………………93
2. 事故対応：科学として何が問題だったか ─── 99
3. 情報の発信：何がわからなかったか、何が伝わらなかったか？ ─── 107
4. 未来のためにできること ─── 121
　　(1) 市民の立場から ……………………………………………121
　　(2) 研究者の立場から …………………………………………121

本書をより理解するための用語解説 ─── 126

第1章　解説編

1. 放射線・放射能の基礎を理解しましょう

放射線・放射能って何ですか？

「放射線」と聞くと、レントゲンでおなじみのX線や、福島第一原発事故で話題になったガンマ線を思い浮かべるかもしれませんが、放射線の種類はそれだけではありません。

全ての物質は、原子でできています。この原子の中心には原子核があり、そのまわりに電子が存在しています。原子核は陽子と中性子から構成されていて、それらはさらに小さな素粒子と呼ばれる粒子から構成されているのです。これらの原子を構成するさまざまな粒子が、単独あるいは塊として、光の速度と同じような高速で動いている流れも放射線と呼びます。また、X線やガンマ線の実体は、日焼けの原因になる紫外線よりも波長が短い電磁波なのです。波長に厳密な境目はありませんが通常の光よりも波長が短く、化学結合の変化（場合によっては原子の変化）を生じるほどのエネルギーが高いものを放射線としています。

なぜこのように全く物理学的性質の異なるものが「放射線」としてまとめられるのでしょうか？　放射線は原子や分子にそのエネルギーを付与することで物質に変化をもたらします。この変化の中で電離（エネルギーを原子や分子に与え、電子をはじき出す現象）を生じる性質を共通に持つことで放射線として定義されるのです。放射線でも、粒子のスピードや電磁波の波長の違いにより電離の生じ方が異なります。放射線から高いエネルギーを物質が吸収したときには、物質から飛び出した電子が新たな2次放射線として別の原子を電離することもあります。放射線の物質に及ぼす作

用は非常に複雑な過程なのです。

　同じ元素でも原子核の質量の違うもの（陽子の数は同じだが、中性子の数が違う場合）が存在します。これらには、化学的性質は同じですが、核が不安定なため、電磁波や素粒子の放射線を出しながら他の元素に変わることで安定な状態に変化するものがあります。このような物質を「放射性同位元素（ラジオアイソトープ）」と呼びます。放射線を放出する現象を壊変と言い、放射性同位元素から出る放射線の種類と壊変の頻度はどのような条件下でも一定です。原子核の不安定性の程度で時間あたりの放射線を出す頻度が決まっており、温度やその他の物理条件を変化させても壊変は変化しません。そのため元の放射性同位元素の半分が壊変して半分になる時間（半減期）は、放射性同位元素ごとに常に一定となります。また、ある放射性同位元素が1秒間に何回放射線を放出するかは、そのときの放射性同位元素の量に常に正比例するので、1秒間に1回壊変が起こる放射性同位元素の量を1ベクレル（Bq）と定義します。セシウム137は、半減期30.17年で、3000ベクレルの重量は約10億分の1gと非常に微量です。安定同位体のセシウム133は、人体に約6mg存在していますが[注2]、それよりもはるかに微量であることがわかります。いろいろな放射性同位元素の混合物でも、合計10ベクレルなら、その物質の中では毎秒10回放射線が放出されています。しかし、出てくる放射線の種類や性質は放射性同位元素によって異なるのです。ベクレルで表される量は、放射線がどのぐらいの頻度で出ているか（同じ放射性同位元素なら頻度はその重量に比例します）であって、出ている放射線の量や性質を表すものではありません。

放射能と放射線

　放射線を放出するという物質の性質を放射能と呼びます。放射線に共通の性質として電離作用があることを説明しましたが、電離によって生じた

<注2>参考文献：John Emsley・著, 山崎昶・訳；元素の百科事典. 丸善出版, p265, 2003年7月刊. 原書；Nature's Building Blocks: An A-Z Guide to the Elements, Oxford Univ Press.

表 1　放射線測定機器の種類と測定できる放射線

測定器	モニター物質	対象となる放射線	主な利用目的
GM計測管 （ガイガーカウンタ）	ガス （主成分は希ガス）	ベータ線と ガンマ線	放射線や放射性物質による汚染を見つける
シンチレーション式	シンチレーター （NaIや有機物など）	ガンマ線	空間線量率やガンマ線の分析
ゲルマニウム 半導体検出器	Ge結晶	ガンマ線	ガンマ線を出す放射性物質の分析
半導体検出器	各種の半導体	主にガンマ線	空間線量率や個人の積算被ばく
電離箱	ガス （主成分は希ガス）	ベータ線、ガンマ線（アルファ線）	空間線量率

モニター物質の変化を物理化学的に測定することが可能です（**表1**）。測定器が対応していない放射線を測ろうとすると、モニター物質のケースで放射線が遮蔽されたり、モニター物質を電離することなく通過してしまい検出効率が大きく変化します。

シーベルトって何の単位ですか？

　前の項目で、放射線とは電磁波と高速の粒子をまとめて電離作用という共通性でまとめたものという説明をしましたが、放射線には**表2**のような種類があります。

　原子の中心には、原子核があり、その周りに電子が存在しています。重粒子とは、原子核そのものや原子核を作る粒子のことを言います。重粒子を電気的に高速に加速すると、物質を変化させたりエネルギーを与えたりできるようになります。それで、これらを「重粒子線」と呼びます。重粒子線の中で、原子番号が2より重い原子核（イオン）を加速したものは、重イオン線と呼ばれています。

　放射線には、粒子が重くて、電気的に偏っているために物質を透過しにくく、物質との相互作用として電離を高密度で生じるものや、X線やガン

表2　放射線の種類と性質

	本　体	特　性
アルファ線	陽子2個と中性子2個からなる粒子の流れ	プラスの電荷を持っており重いので物質の中を通過しにくい。
ベータ線	電子の流れ	マイナスの電荷を持っているが軽いので物質の中をある程度通過できる。
ガンマ線、X線	電磁波、光子の流れ	物質の中を通過しやすい。
中性子線	原子核を構成する粒子である中性子の流れ	核分裂反応で生じる。電荷がないので物質の中を通過しやすい。
重イオン線	大きな原子のイオンの流れ	加速器で人工的に作られる。重いので物質の中を通過しにくい。がんの放射線治療で利用される。

マ線（光子）のように透過性が高く、物質との相互作用を起こす密度が疎であるものがあります。

　放射線は種類（線種）によって被ばくで生じる電離の頻度と分布が異なるため、人体影響も異なります。放射線測定器のモニター物質に同じ数の電離が生じたからといって、同じ人体影響があると評価することはできません。局所的に高密度で電離が生じる場合と、ガンマ線のように人体を透過しやすく、多くの細胞にほぼ均一でまばらに電離を生じる場合を比べると、身体の全体で同じ数の電離が生じても影響は大きく異なります。放射線測定器で測定した電離の値を補正して、ヒトが被ばくした放射線量の影響を比較評価する方法ついての研究が長年行われてきました。

　吸収線量とは、単位重量あたりに与えられるエネルギーで表される放射線量です。単位はJ/kg（ジュール／キログラム）ですが、通常はグレイ（Gy）と表します。同じ放射線を同じ量当てても物質ごとに吸収するエネルギーは異なります。そのため臓器吸収線量（物質が人体の臓器や水とほぼ等価）と空気吸収線量（物質が空気）がよく用いられています。放射線の種類によって両者はほぼ同じであることも、大きく異なることがあります。臓器吸収線量（臓器が吸収したエネルギーの平均値）が同じ場合でも放射線の種類とエネルギーによって人体に与える影響が異なります。そこ

で、人体影響（特に低線量では、生じるがんに着目しています）を推定するための放射線量として、吸収線量にさらに補正を加えた実効線量が用いられるようになりました。これは、全身が均等に照射されても不均等に照射されても、また放射線の線質が変わっても、がんが起きる確率を表現できるように補正したものです。線質が異なった放射線の吸収線量には、便宜上それぞれの放射線加重係数（ガンマ線やベータ線に対してはエネルギーによらず1として、アルファ線や重イオン粒子線では20）を乗じて等価線量とします。単位は、吸収線量と区別するためにシーベルト（Sv）が用いられます。さらにこの等価線量に全身に対する臓器・組織ごとの相対的な放射線感受性を表す「組織加重係数」を重みづけして得た数量を、関連する全ての臓器・組織について合計したものが実効線量です（単位は同じSvを用います）。放射性物質を体内に取り込む内部被ばくの場合は、その物質がどこにどれだけの時間存在するかによって放射線の被ばく量が異なり、がんのリスクも異なります。そのために「預託線量」という線量概念が用いられます。これには、取り込んだ放射性物質からその後の50年間（子どもでは70歳まで）に被ばくする放射線量の合計を推定したものです。預託等価線量、預託実効線量がともに用いられ、単位は同じシーベルトです。放射線防護の観点からは、放射性物質を取り込んだ時点で預託線量の全量を被ばくしたと考えることにしています。シーベルトは、放射線により生じるがん等のリスクを疫学的なデータと「標準的な身体的特性」のモデルをもとに推定する線量で、どのような放射線をどの場所に被ばくしたかによらず、同じシーベルト量なら同じリスクであると予測されることを目指しています。

内部被ばくってどういうこと？

　ご存知のとおり、内部被ばくとは、身体の内部に取り込んだ放射性物質からの被ばくのことを言います。福島原発事故では、内部被ばく、特に食品からの内部被ばくが大きな社会問題となりました。2012年4月に食品中の放射性物質についてはより厳しい基準値が設定されていますし、その

体内にある1ベクレルの
放射性物質からは毎秒
1本放射線が出ている…？

○ 放射性物質
→ 放射線

図1　内部被ばくの誤ったイメージ

基準値を超える放射性物質が検出されている流通食品も今ではほとんどありません。それにも関わらず、いまだに食品中の放射性物質からの内部被ばくについて不安を感じる方は少なくないようです。

「身体の中に放射性物質を取り込むと、それが排出されるまでの間、細胞が至近距離で放射線を浴び続けるので、内部被ばくはどんなに少量でも危険である」とおっしゃる方がいます。確かに、よく内部被ばくの説明に次に示すような図（図1）が使われるので、近くにある細胞が放射線を浴び続けるイメージがあります。「1ベクレル」という単位は1秒間に1本放射線を出すことなので、「1ベクレルの放射性物質の近くにある細胞は毎秒1回放射線を受け続けるのではないか？」と考えてしまうかもしれません。

しかし、これはあまり正しいイメージとは言えません。それでは「体内に1ベクレルの放射性物質がある」という状態はどう考えればよいのでしょうか。放射性物質として、セシウム137を例として考えてみましょう。

前の項目（p2）で説明したように、3,000ベクレルのセシウム137は重量で言うと約10億分の1gで、非常に微量なように感じられます。しかしこれは原子数で言うと数兆個にあたり、1ベクレルでも約10億個という非常に大きな数になります。身体の中に1ベクレルのセシウム137を取り込んだ場合、この10億個のセシウム137原子が1か所にとどまること

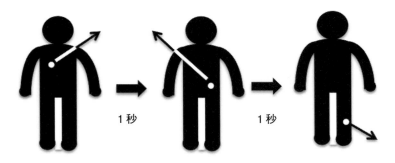

図2　内部被ばくの正しいイメージ
一度放射線を出した放射性セシウムは二度と放射線を出さないので、1か所から放射線が出続けることはない。

はあり得なく、他の食べ物の成分と一緒に、バラバラになって身体の中を運ばれていきます。この10億個のうちのどれか1個が毎秒壊変して放射線を出す、という状態が「1ベクレル」にあたります。そして、一度壊変したセシウム137は（もうすでにセシウム137ではなくてバリウム137という別な元素になっていますが…）二度と放射線を出しません。絵に描くと図2に示すような感じになるでしょうか。いかがでしょうか？「細胞が至近距離から放射線を浴び続ける」というイメージからはほど遠いのではないかと思います。

　詳しくは後ほど説明しますが、私たちの身体の中にはカリウム40や炭素14などの天然の放射性物質が合計で約7,000ベクレル存在していて、身体のどこか7,000か所で放射線を出しています。「身体の中に1ベクレルのセシウム137を取り込んだ」という状態は、これが7,001か所になったと考えられます。

内部被ばくでは放射性物質がたまる（生物濃縮が起きる）のですか？
　放射性物質を体内に取り込む経路は、経口、吸入、皮膚からの3経路です。水に不溶（難溶性）の化合物を除き、いずれの場合も血流に入って全身に回り、元素や化合物によって沈着する組織や臓器が異なります。中に

は特定の臓器にだけ沈着する放射性物質もあり、例えば、放射性ヨウ素は甲状腺に、放射性ストロンチウムは骨に集中して沈着します。一方、放射性セシウムは全身に均等に分布します（組織の割合からすると、筋肉や結合組織が相対的に多くなります）。いずれの摂取経路でも、時間が経てば、放射性物質は次第に体外に排泄されますので、継続的な摂取がなければ体内の放射性物質は時間とともに減少していきます。「物理的半減期」が数十年、数百年という放射性物質であっても、体内の量は数日から数か月で半分になる場合が多くあります。ただし、特定の臓器に長く沈着するタイプの放射性物質（特に骨に沈着する放射性ストロンチウムなど）は、体内からなかなか抜けないために、「物理的半減期」に近いくらいの時間スケールで体内に蓄積することになります。このようなタイプの放射性物質では、いわゆる「生物濃縮（食物連鎖によって濃縮され、環境中濃度よりも体内濃度が高くなる）」と言える状況になる可能性があります。一方で、放射性セシウムやトリチウム（三重水素）のような、全身を広く回って、代謝によって速やかに体外へ排出されるタイプの放射性物質では、環境中の濃度よりも体内濃度が高くなることはないため、生物濃縮と言えるようなことは起きないのが普通です。

内部被ばくを知る：内部被ばくを自分で計算しましょう

食品中の放射性物質の量 Bq/kg（食品1キログラムあたりのベクレル）という単位で表されますが、ベクレルという単位は放射性物質がどのぐらいあるか、という単位でしかないので、この量だけでは被ばく量を知ることはできません。放射性物質によって出てくる放射線のエネルギーは違いますし、また体内へのとどまり方も違ってきます。そのため、国際放射線防護委員会（ICRP）では、「内部被ばくに関する線量換算係数」という数値を勧告しています。これは、放射性物質の種類、摂取した人の年齢、摂取のしかた（経口か吸入か…など）など、いろいろな条件で細かく分けた換算係数であり、摂取量（ベクレル）から被ばく量が計算できます。**表3**は、それぞれの放射性物質を100ベクレル摂取したときの被ばく量です。

表3 100 ベクレルの放射能を摂取したときの内部被ばく量

100ベクレル摂取したときの 被ばく量（マイクロシーベルト）	大人	子ども	乳幼児
ヨウ素131（経口）	2.2	10	18
ヨウ素131（吸入）	0.74	3.7	7.2
セシウム134（経口）	1.9	1.3	2.9
セシウム137（経口）	1.3	0.97	2.1

　ヨウ素は成長ホルモンに含まれる元素なので、大人より乳幼児の方が影響が大きく、同じ100ベクレル摂取でも、乳幼児の方が換算係数が5〜10倍大きくなっています。一方、セシウムはそれほど年齢による違いはありません。

　それでは、放射性物質を含んだ食品を食べてしまった場合の被ばく量を自分で計算してみましょう。一般食品に含まれる放射性セシウムの基準値は100ベクレル/kgですので、この基準値ギリギリ（100ベクレル/kg）のお米を1kg食べてしまったとすると、どのぐらい被ばくをするでしょうか？　上の表から、セシウム137なら1.3マイクロシーベルト被ばくする、とすぐに計算できますね。でも、ご飯を1日に1kg食べる人はいなくて、せいぜい1合か2合ぐらいかと思います。実際に食べた量を掛けるのを忘れないでください。1合（約150g）なら、被ばく量は $1.3 \times 0.15 = 0.195$ マイクロシーベルトと計算できます。

　ここでは、被ばく量、という言葉を使いましたが、正式には「預託実効線量」と言います。預託実効線量とは、体内に取り込んだ放射性物質からの被ばくをおよそ一生分累積した線量のことで、成人の場合、摂取してから50年間に受ける線量、子どもの場合は摂取してから70歳になるまでに受ける線量、と定義されています。この定義を聞くと「…そんなに長い間（50年〜70年も）被ばくし続けるの？」と不安になる方もいるかもしれません。でも、今回の原発事故で問題になった放射性ヨウ素や放射性セシウムは、それほど長く身体にとどまる放射性物質ではないので、そんなに

被ばくし続けることはありません。例えばヨウ素 131 は半減期が約 8 日と短いので、1 か月で預託実効線量の 90％以上を被ばくしてしまいます。セシウム 137 は半減期が 30 年と長いのですが、排泄により体内の量は（大人で）約 100 日で半分に減るので、最初の 1 年で預託実効線量の 90％以上を被ばくします。したがって、放射性セシウムの場合は、預託実効線量＝年間の被ばく線量と見なしてよいでしょう。つまり、100 ベクレル /kg のお米を 1 合食べると、年間の被ばく線量が 0.195 マイクロシーベルト（＝約 0.0002 ミリシーベルト）増える、ということになります。ちなみに、私たちは、食品に含まれる天然の放射性物質から、年間約 1 ミリシーベルトの内部被ばくをしています。

「被ばくゼロ」はありますか？

　普段の生活ではほとんど感じることはありませんが、私たちの生活している地球にはもともと放射線が存在していますから、「被ばくゼロ」はありません。その起源には、宇宙線と、天然の放射性物質の 2 つがあります。宇宙線は、宇宙空間から降ってくる粒子放射線ですが、地表近くに存在する大気にぶつかって、多くの 2 次粒子が発生し、その中で寿命の長いものが地表に届きます。地表より上空の方が、放射線をさえぎる空気の層が薄いので、宇宙線による線量は増加します。例えば、成田～ニューヨークを往復すると、約 0.2 ミリシーベルトの被ばくをします。もっと上空の国際宇宙ステーションでは、1 日あたり 0.5 ～ 1 ミリシーベルトの被ばくをすると言われています。

　天然の放射性物質の多くは、地球誕生（約 45 億年前）にできた放射性物質で、半減期の長いものがまだ残っています。例えば半減期が約 12 億年のカリウム 40、約 45 億年のウラン 238、約 7 億年のウラン 235、約 140 億年のトリウム 232（^{232}Th）などです。このうち、ウランやトリウムといった原子番号の大きな元素は、1 回の壊変では安定な元素にはならず、何度か壊変を繰り返します。この途中で生じたラジウムやラドンなども放射性物質です。これらの放射性物質は、大地にも含まれていますし、食品

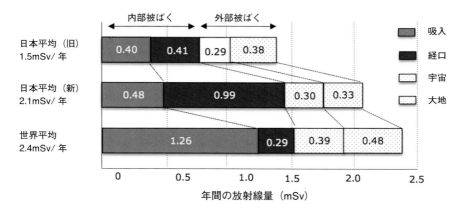

図3 自然放射線による被ばく量

にも含まれています。大地に含まれる放射性物質からは外部被ばく、食品に含まれるものからは内部被ばくをします。また、前述したラドンは、気体の放射性物質なので、私たちの呼気にも含まれていて、呼吸により私たちは内部被ばくをしています。

　図3は、私たちが自然放射線から年間どのぐらい被ばくしているかを表したものです。宇宙線および大地に含まれる放射性物質からの被ばくは外部被ばく、食品や呼気に含まれる放射性物質からの被ばくは内部被ばくです。世界平均が2.4ミリシーベルト、日本平均が2.1ミリシーベルトですが、その内訳は大きく違うことがわかります。また、日本の自然放射線による被ばくはこれまで年間1.5ミリシーベルトと言われてきましたが、食品中に含まれるポロニウム210の寄与を加えて計算し直したところ、年間2.1ミリシーベルトという値がより確からしいとされています[注3]。

　日本で食品からの内部被ばくが大きいのは、新しく寄与に加わったポロ

<注3>参考文献：(公財)原子力安全研究協会・編；新版「生活放射線(国民線量の算定)」．放射線医学総合研究所ホームページ．
http://www.nirs.go.jp/information/event/report/2013/0729.shtml

ニウム210が魚の内臓に多く含まれることによります。また、世界平均に比べて大地からの外部被ばくや、呼気からの内部被ばくが少ないのは、地質の違いによります。このように、自然放射線からの被ばくは、その土地の地質や食習慣などによって大きく異なりますが、自然放射線が高い地域にがんや他の病気の発生が多いということはありません。

現在、各地で測定している「空間放射線量（空間放射線量率）」は、宇宙線および大地に含まれる放射性物質からの線量に、原発事故により環境に放出された放射性物質からの放射線量を加えたものです。

［コラム］
複数の「シーベルト」：空間線量率と実効線量が合わないのは何故？

現在使われている「シーベルト」という単位は、全てが同じ意味ではありません。どういう被ばく形態であるかとか、対象が何であるかによってシーベルトの意味が少し変わってくることも知っておくとよいかと思います。新聞報道などで、「空間線量率と滞在時間から計算した被ばく量よりも、実際に測った被ばく量（実効線量）の方が小さくなる」という話をご存知かと思います。この理由には、ヒトの身体の厚みや頻繁に動いていることなどもありますが、最も大きな原因は、線量計で測る空間線量率のシーベルトと個人被ばく線量計で測る実効線量としてのシーベルトが少し違うからなのです。

前で説明したように、シーベルトの根底にある考え方は「等価線量」です。これは、放射線の種類や被ばく形態に起因する生物影響の違いを考慮し、組織の吸収線量（グレイ：Gy）を元に「等価線量＝吸収線量（Gy）×（放射線加重係数）」で求めた値です。これによって、放射線の種類や被ばく形態に関わらず、等価線量が同じなら人体影響はほぼ同じということになりますが、実際のシーベルトには主なものとして下記

の4つがあります。

(1) **組織等価線量**（単位はSv）：身体の各組織の吸収線量（Gy）と放射線の種類を元に算出した等価線量です。
(2) **実効線量**（単位はSv）：全身への影響度を表す値（生涯でがんになって死亡するリスクに対応する数値）です。各組織の等価線量（組織等価線量）に、がん致死の可能性を重み付けして全身分を合計した値です。安全管理の「年間1ミリシーベルト」は実効線量で評価します。
(3) **預託実効線量**（単位はSv）：内部被ばくの場合に、その放射性物質から受ける影響をシミュレーションし、身体に取り込んだ当初に70歳まで（大人は50年間）の被ばくを全て受けたと仮定して計算によって求める値です。基本的には実効線量と同じですが、時間の概念が大きく違っています。
(4) **1cm線量当量**（単位はSv）：組織等価（密度や元素の構成がヒトの身体と同じ）の球体を想定し、その球体の表面から1cm内部に入ったところでの等価線量を計算した値です。

　線量計で測定している空間線量率のシーベルトは「1cm線量当量」です。ヒトの身体は数十cmの厚みがありますから、当然ながら多くの臓器が1cm以上の遮蔽をされていることになります。その結果として、単純に空間線量率値に時間をかけて求めたシーベルトよりもヒトの身体が実際に受ける「実効線量」の方が小さくなります。放射線の安全管理上は、計算上で大きな値となる方が安全サイドに立っていることになりますから、一般には「空間線量率×時間」で計算されているのです。

食品の放射能…「検出限界以下」ってゼロですか？

みなさんは、食品の放射能測定で「検出限界未満」というのを目にされたことがあると思います。また、「放射能ゼロ」の食品があると思われている方もおられるかもしれません。実は、そもそも「放射能ゼロ」の食品は存在しません。どういうことかと言いますと、もともと自然界に放射性物質は存在しており、それらが全く含まれない食品はあり得ないからです。特に放射性カリウム（カリウム40）はその代表格で、ありとあらゆる生物にとって必須のミネラルであるカリウムの一部ですから、あらゆる食品に含まれています。その量は、食品によって1kgあたり数十ベクレルから千ベクレル程度まで含まれています。平均的には普通の食事に1kgあたり100ベクレル程度が含まれることになります。「では何で検出限界未満と表記されるの？」と疑問に思われるかもしれませんが、これは測定対象として人工放射性物質（特に放射性セシウムと放射性ヨウ素）に限定した結果を言っているからです。では、検出限界とは何でしょうか？

一言で言えば、測定値の統計処理上、「そこにある」と言える下限値のことです。放射性物質は規則正しく放射線を出すのではなく、バラバラに放射線を出しています。そうすると、放射線の数（ここでは放射能に相当）も常に一定ではなく、ばらつきが出てきます。そのばらつきを考慮しても「確かに差がある」といえる放射能が検出限界ということになります。測定した結果がこの値を超えていれば「確かにある」、超えなければ「あるとはいえない」（でも、「ない」という意味ではありません）ということです。なお、検出限界の値は、測定器の能力、測定時間、他の放射性物質の量、試料の量などによって変わりますから、一定ではありません。

それでは、検出限界以下でも被ばくするのでしょうか。最初に述べたとおり、そもそも地球上に放射性物質ゼロの食品は存在しませんから、自然の状態で必ず内部被ばくをしています。ということは、問題にするべきなのは「被ばくがある・ない」ではなく、被ばくのレベルということです。

例えば、検出限界が5ベクレル/kgでセシウム137が「不検出」となった魚を、幼児が100g食べたとしましょう。このとき、実際には検出限界

ぎりぎりの4.9ベクレル/kgが含まれていたとして、その生涯（70歳まで）の被ばくは下記の式で計算されます。

$$4.9 \times 0.1 \times 0.021 = 0.01 \text{ マイクロシーベルト}$$

　実は、通常の生活で、1日の食品摂取による主な内部被ばくは、平均2.6マイクロシーベルト程度ですから（注4の文献をもとに算出）、単純に割り算すれば、「(0.01÷2.6)×24時間＝6分」となり、この被ばくは6分生きたときの内部被ばくが追加されたということになります。6分長く生活することで、自然被ばくによって突然「がん」が増えるでしょうか？

＜**注4**＞参考文献：（公財）原子力安全研究協会・編；新版「生活放射線（国民線量の算定）」. 2011年12月刊.

2. 放射線の生体影響の基礎

放射線に当たると細胞に何が起きる？

・細胞とは？

　ヒトの身体は、1つの受精卵が親から受け継いだ遺伝子（DNA）の情報をもとに何十回も分裂を繰り返すことによってできたおよそ60兆個の細胞でできています。細胞は、直径 $10\mu m$ 程度の小さなサイズですが、その中に生きるために必要な全ての仕組みが詰まっていて、生命現象を営むことができる最小単位です。細胞は、分裂を繰り返しある程度の数に達すると、増殖をして細胞数を増やす役割を持った細胞（幹細胞）と増殖を停止して役割を果たす細胞（体細胞）に分かれます。そして、増殖を停止した細胞は、分化してさまざまな機能を持つ臓器を作り、高度な能力を持つ身体ができあがります。この両者の細胞は、放射線に対して全く違った反応をします。一般的に、細胞増殖が活発な造血組織や生殖組織などの細胞は放射線によって死にやすく、細胞増殖を停止した骨や筋肉組織などの細胞は多量の放射線を被ばくしないと死にません。それは、DNA合成と細胞分裂の仕組みが放射線の影響を受けやすく、それらは増殖する細胞で活発に働いているからです。

・放射線で何が壊れるのか？

　放射線を被ばくすると細胞の中で最初にどのような反応が起きるかを図4にまとめてみました。放射線が細胞に当たるということは、放射線が持つエネルギーがタンパク質、脂質、糖質、核酸（DNAやRNA）など細胞内分子（標的）に吸収されることを意味します。吸収されたエネルギーが原子電離や励起を引き起こし、生じた変化（損傷）により一連の生体反応の変化が始まります。放射線が、標的自体（DNAなど）に直接作用し、それを電離したり、励起したりする場合を直接効果と言います。これとは

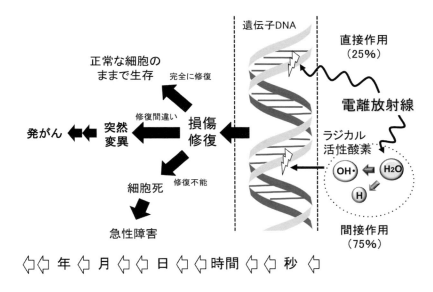

図 4　放射線影響発現の初期過程

別に、放射線が細胞内の水分子などに当たってラジカルを発生し、それが標的（DNA など）に作用する場合がありますが、これを間接効果と言います。細胞は、その重量の 70 〜 80％ が水ですので間接効果の寄与が大きく、全体の反応の 70％ 以上が間接効果です。放射線が当たってからラジカルが生じて、細胞内分子が変化するまでは、10^{-5} 秒以内と瞬時の反応ですが、生物的影響が現れるまでには、時間単位から年単位まで幅広い時間がかかります。細胞死の場合のように、被ばく後、時間から日の単位で現れる影響を急性影響と言い、発がんのように数十年の時間を経て現れる影響を晩発影響と言います。

・放射線を浴びた細胞で起きる反応

　放射線を浴びた細胞では、細胞内成分の全てが影響を受けます。しかし、生物学的影響の原因となる標的は、主に DNA であると考えられています。それは、DNA が生命の設計図であるとともに、複雑な生命現象を

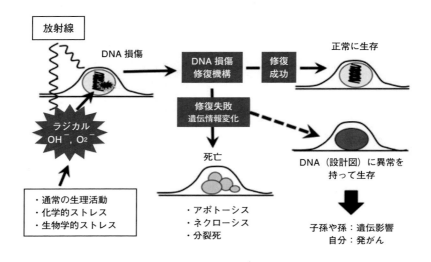

図 5　放射線影響の現れ方

制御する司令塔としての働きを持っているからです。DNA が壊れると、細胞は、正常に生命現象を営むことができなくなってさまざまな不調が起こり、重篤な損傷を受けると生き続けることはできません。そのため、細胞には、放射線、紫外線、酸素あるいは化学物質などのさまざまな要因でできた損傷を修復するたくさんの仕組みが備わっていて、壊れた DNA を元に戻すことができます。DNA 損傷が修復されないと、多くの場合細胞は死にますが、不完全に修復された場合には細胞は死なないものの遺伝子情報が変化し、その影響がその細胞自身あるいは子孫細胞に突然変異や発がんとして現れることがあります（図 5）。

損傷ができたら終わりなの？

　私たちの身体は約 60 兆個の細胞でできていて、赤血球を除く細胞の一つひとつが生命の設計図である遺伝子の本体「DNA」を核の中に持っています。

表4 細胞が受けるDNA損傷とその頻度

要因	損傷の種類	生成頻度 （個／細胞・時間）
活性酸素	酸化損傷	1,000
紫外線	チミン二量体	10,000
放射（1mSv）	DNA切断	0.0001

　放射線の主な「標的」は、この細胞核にあるDNAです。そして、放射線を被ばくした細胞のDNAには、「遺伝子損傷のデパート」といえるほどさまざまな化学変化や切断が生じます。中でも、「DNA二重鎖切断（DNAが完全に切断される）」は修復に手間がかかる重大な損傷です。しかし、細胞はそれさえも元通りに直す力を持っています。実は、放射線を浴びなくても、私たちの身体には、活性酸素や紫外線によって、細胞1個あたり、1時間に何千個、何万個とDNAの損傷が生じています（表4）。それにもかかわらず、私たち人間のみならず多くの生物たちが地球上で平然と暮らしているわけです。つまり、細胞にはDNAの傷を修復する力が備わっているのです。そのイメージを図6に示しました。DNAの傷を修復するには道具が必要です。DNAを遺伝情報が書き込まれた巻物に例えると、文字が読めなくなったり、巻物が破れたりする事態がDNAの傷に相当します。これに対応するために、細胞には、ペンや消しゴム、糊、ハサミ、果てはコピー機の役割を果たすタンパク質（酵素）など多種多様なDNAの傷を修復する道具があります。たった1つの傷であっても、そこにたくさんの酵素が集まって、確実に修復するという仕組みが備わっているのです。ですから、数少ないDNAの傷であれば細胞に影響が出ることはまずありません。しかしながら、短時間に数多くのDNAの傷が生じて一部は元通りに修復できないという事態になると、それはやがて誤った遺伝情報を持った細胞の出現を招き、組織のダメージや「がん」といったさまざまな影響につながる可能性があります。つまり放射線の生物への影響は「時間あたりのDNAの損傷量」によって大きく変わるということにな

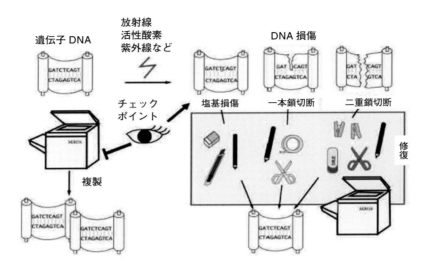

図6 遺伝子DNAの損傷と対応する酵素の役割

ります。もしも、細胞がDNAの損傷を元通りに修復できなかった場合、その誤った遺伝情報を持った細胞が体内に残り続けて増えることは、身体にとっては都合が悪いことになります。このような事態を避けるために、異常に気づいた細胞がエネルギーを使って、自ら死んでいく仕組みもあります（アポトーシス）。このようにDNAは何重ものガードによって護られていて、DNAの傷を受けた細胞が万一修復に失敗してもそれがすぐに「がん」などにつながることはありません。不幸にも「がん」を患ってしまうのは、たくさんの悪い変化（生活習慣などに起因する変化）がいくつも積み重なった結果なのです。

放射線被ばくで起きる影響は？

放射線の生体影響には、被ばくしたヒト自身に現れる「身体的影響」と被ばくしたヒトの子どもに現れる「遺伝的（遺伝性）影響」があります。身体的影響はさらに2つに分けられ、被ばくしてから数週間以内に影響

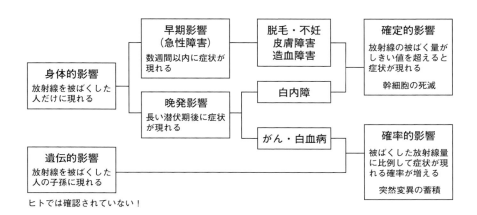

図7　放射線の生体影響

（症状）が現れてくるものを「早期影響（急性障害）」と言い、被ばくしてから長い年月（潜伏期）を経てから影響（症状）が現れてくるものを「晩発影響」と言います。早期影響（急性障害）には、脱毛、卵子および精子の異常（不妊）、皮膚障害、造血障害などがあります。晩発影響には、白内障、がん、白血病などがあります（図7）。脱毛、不妊、皮膚障害、造血障害、白内障は、ある線量以上の被ばくをすると症状が現れる影響であり、「確定的影響」と言います。この「ある線量以上」の線量のことを「しきい線量」と言い、図8に示したのは1％の人に症状が現れる線量（ICRP publ.103）です。脱毛では3,000ミリシーベルト（3Sv）、永久不妊では2,500〜6,000ミリシーベルト（2.5〜6Sv）、白内障では5,000ミリシーベルト（5Sv）がしきい線量です。これらは全てそれぞれの臓器の幹細胞の死滅により発症するものです。一方、がんと白血病は、被ばくした線量に依存して影響（症状）が現れる確率が増加するものであり、「確率的影響」と言います。遺伝的影響は、広島・長崎の原爆被爆者とその子孫の方々の疫学調査でもいまだ確認されていません。

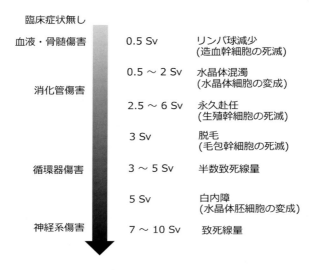

図8　確定的影響のしきい値
（1%の人に症状が現れる線量）

・確定的影響
① 脱　毛：毛髪を形作る角化細胞のもととなる毛包幹細胞が被ばくによって死滅することにより起こります。
② 不　妊：女性の場合は卵子の死滅および卵子幹細胞の死滅により、男性の場合は精子幹細胞の死滅により永久不妊となります。
③ 白内障：水晶体の上皮細胞に異常が生じ、膨化した（ふくらんだ）細胞核を持ったまま水晶体後方の中央部に集まるために水晶体の混濁が起こり、白内障となります。
④ 皮膚障害：表皮の一番下層にある基底層の中にある表皮幹細胞の死滅により起こります（表5）。
⑤ 造血障害：血球（白血球・赤血球）や血小板のもととなる造血幹細胞の死滅により起こります。

表5　皮膚への放射線影響

線量	症状
3Sv 以上	脱毛（毛包幹細胞の死滅による）
3～6Sv	紅斑・色素沈着
7～8Sv	水疱形成
10Sv 以上	潰瘍形成（表皮幹細胞の死滅による）
20Sv 以上	難治性潰瘍（慢性化・皮膚がん）

・確率的影響　－がんと白血病－

　被ばくした線量に依存して増加するのは、放射線によりDNAが傷を受け、その傷を治し間違ったこと、治せなかったことが原因となって起こる遺伝子の突然変異です。この遺伝子の突然変異が、多くの遺伝子に蓄積し、多段階的にがんが発生すると考えられています。しかしながら、これまでの広島・長崎での原爆被爆者の疫学調査において、0.2グレイ（200ミリシーベルト相当）以下の低線量放射線の被ばくでは放射線による発がんは認められていません。

［コラム］内部被ばくによるがん以外の影響

　　がん、あるいはその他の疾患への放射線治療を受けた患者さんの事例から、心臓への高線量被ばく（2,000ミリシーベルト以上）を受けると心血管疾患のリスクが増加することが明らかにされています[注5]。一方、2,000ミリシーベルト以下の被ばくと致死性心血管疾患との関連性が示されているのは原爆被爆者の調査結果のみであり、その調査でも500ミリシーベルト以下の被ばくでは直接的な放射線による影響は見出さ

＜注5＞最近の放射線治療法では、装置や手法の改善により、心臓の被ばく線量は大幅に減少しています。

れていません。被ばく線量が低くなればなるほど、心血管疾患の多因子性[注6]や交絡因子[注7]の影響を考慮する必要があり、2,000ミリシーベルト以下の被ばくと心血管疾患との因果関係を特定することは非常に難しいのが現状です。

　なお、これらは全て外部被ばくに関する事例であり、内部被ばくについては大量被ばく事例がないことからデータがないのが現状です。

<注6>多因子性：原因となる因子がひとつではなく、多くの因子が原因となること。
<注7>交絡因子：食習慣、喫煙、飲酒などの生活習慣や遺伝要因などの因子。

3. 放射線やその他の要因による発がんについて：生命現象からの説明

放射線は発がんの主要因ですか？

　人間の身体は、いろんな種類の細胞からできています。血液細胞、神経細胞、肝臓や肺もそれぞれ固有の機能を持った細胞で構成されています。臓器や組織を構成する細胞の中には、その臓器を構成するさまざまな細胞を作り出す細胞があり、幹細胞や前駆細胞と呼ばれます。幹細胞や前駆細胞の分裂は、ホルモンやいろんな増殖因子によって制御されており、臓器の細胞は一定レベルに保たれています。例えば皮膚の細胞は、けがをすれば増殖して傷口をふさぎますが、傷が治れば増殖を停止します。バイ菌が体内に侵入すれば、免疫細胞が一時的に増殖しますが、バイ菌がいなくなれば、元の細胞数に戻ります。

　しかし、何らかの理由で身体からの命令を無視して、幹細胞が勝手に増え続けたものが、がん細胞だと考えられています。ときには、その臓器から浸潤し、血流に乗って、他の臓器まで転移し、身体を弱らせてしまいます。

　では、正常な細胞がどのようなメカニズムでがん細胞に変わるのでしょうか？　図9にその概要を示しました。細胞の核の中には、私たちの身体の設計図（遺伝子）であるDNAがあります。遺伝子は、髪の毛の色を決めたり、酸素を運んだり、栄養物を取り込んで分解し、新たな細胞を作り出すなどさまざまなタンパク質をコード（暗号化）しています。DNAは、呼吸をするたびにできる活性酸素や、たばこなどの突然変異原によって絶えず傷ついて（損傷して）います。傷ついたDNAは修復するタンパク質によってほとんどが元通りに治りますが、治らなければ細胞が致死に至ったり、中には、間違って治したりすることがあります。間違って治した結果、遺伝子DNAが変化することを突然変異と言います。遺伝子の中に

細胞に突然変異ができるまで

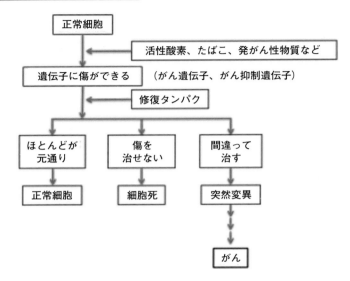

複数の変異が起こってがんになる

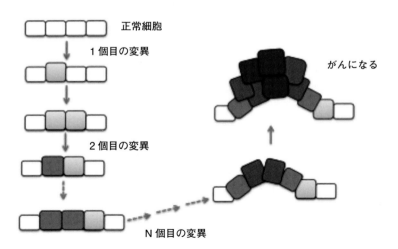

図9 発がんのメカニズム

は、細胞の分裂を促進するがん遺伝子や、分裂を止める遺伝子（がん抑制遺伝子）がありますが、これらの遺伝子に突然変異が起こると、分裂が止まらなくなります。また、最近は、DNA には突然変異は起こっていないけど、がん抑制遺伝子の発現が抑制されるエピジェネティックな異常もがん化に関わっていることがわかってきました。これが、がんが起こる仕組みです。ただ、悪性のがんになるまでには、普通、2 個から 10 個程度の遺伝子に突然変異が起こることが必要です。時間的には、早くて数年、多くのがんでは 20 年、中には 60 年以上かかることもあります。つまり、発がんは、一度に誘発されるわけでなく、長い間に徐々に遺伝子の傷が蓄積していくので「多段階発がん」と言われます（図 9）。

　がんの原因の主な要因は、たばこと食事（肥満）、そして感染であると推測されています（次項「そもそもがんのリスクって何ですか」参照）。たばこの成分であるベンツピレンやニトロソ化合物、あるいは日光に含まれる紫外線は、DNA の暗号を変えて、がん遺伝子を活性化します。また、炎症や肥満は、細胞増殖を刺激するサイトカインや活性酸素の産生を高め、DNA 損傷を促進し、また複製時のエラーの確率を高めます。放射線は DNA を切断し、正常ながん抑制遺伝子を欠損させたり、増殖の指令を出すキメラ遺伝子を新たに作ることが知られています。

　ヒト集団の中には、がん抑制遺伝子のひとつが遺伝的に欠損しているヒトがいます。つまり、遺伝性のがん家系です。一部の小児がんや乳がん、大腸がんなど約 20％のがんに遺伝要因が関与しているとされています。最近は、がんになりやすい体質の遺伝子検査も始まっています。

そもそも「がんのリスク」って何ですか？

　リスク（risk）とは、一般的には、「ある行動をすること（あるいは行動しないこと）によって、危険に遭う可能性（確率）や損をする可能性（確率）」を意味します。発がんリスクとは、がんに罹る確率（罹患リスクという）や、がんによって死亡する確率（死亡リスク）のことを指します。ちなみに、現在の統計データからは、日本人の 2 人に 1 人は生涯でが

表6 米国人のがんの原因―確立したがんの要因のがん死亡への推定寄与割合（%）

要因	寄与割合（%）
喫煙	30
成人期の食事・肥満	30
座業の生活様式	5
職業要因	5
がんの家族歴	5
ウイルス・他の生物要因	5
周産期要因・成長	5
生殖要因	3
飲酒	3
社会経済的要因	3
環境汚染	2
電離放射線・紫外線	2
医薬品・医療行為	1
塩蔵品・他の食品添加物・汚染物	1

出典：Harvard Center for Cancer Prevention: Harvard Report on Cancer Prevention Volume 1; Causes of Human Cancer, Cancer Causes Control, 7: S3-S59; 1996.

んになり、男性で4人に1人、女性で6人に1人はがんで亡くなると推定されています。がんの種類によって治癒率が異なるので、罹患リスクと死亡リスクは一致するとは限りません。例えば、女性では、乳がんは肺がんより罹患リスクが高いですが、死亡リスクは小さくなります。これは検診精度や治療成績の違いによりますが、治療成績の良いがんに、甲状腺がんや皮膚がん、悪いがんに膵がんや肝がんがあります。

　さて、食中毒の原因にサルモネラ菌やノロウイルス、アレルギーの原因にスギ花粉があるように、がんにも原因があります。喫煙、過剰飲酒、肥満・痩せ、運動不足、偏った食生活（野菜・果物不足、食塩過剰摂取、熱い飲食物）などは、発がんリスクを高くすることが明らかになっています

（**表6**）。自然環境や食べ物の中にも、放射線や紫外線、そしてヒ素、カドミウムなどの発がん因子が存在しています。

　ところで、放射線による発がんは、浴びればがんになり、浴びなければがんにならないという単純な関係ではありません。広島・長崎の原爆被爆者を対象とした40年以上に及ぶ追跡調査から、固形がん（白血病など血液のがんを除く）のリスクは浴びた線量に比例して増加し、1,000ミリシーベルト（mSv）の外部被ばくにより、約1.5倍に増加することが知られています。ただし、100ミリシーベルト以下では、がんの過剰発生割合が小さくて、統計学的には検出できません。ある線量以下（しきい値）であれば発がんリスクは高くはならないという考え方もありますが、安全を優先してしきい値がないものと仮定すると、100ミリシーベルトでは約1.05倍、10ミリシーベルトでは約1.005倍リスクが高くなると推計されます。なお、原爆は一瞬の被ばくでしたが、長期間の慢性被ばくの場合には、総量は同じでも急性被ばくの場合より影響が少ない（1/2あるいは1/1.5）と考えられています。なお、子どもは大人に比べ、発がんリスクが2～3倍高いと報告されています（詳しくは「5. 子どもの被ばく影響を考える」参照）。

　がんはある程度予防できる病気です。がんを予防するためには、まず、個人としてコントロール可能な、リスクの大きな発がん因子への曝露を避けることです。社会としては、曝露している人の数を少なくするという対応が大切です。ただし、1つのリスクを回避しても、別のリスクに曝されることもありますので、全体としてリスクを管理することが必要です。放射線や紫外線の曝露を減らすとともに、たばこは吸わない、適度に運動する、塩辛いものや焦げた食品は避け、野菜や果物を積極的に摂ることなどが、がんリスクを下げるために効果的です。

放射線でがんが治るとも聞きましたが…（がん放射線治療について）

　がんの治療法は、がんがある場所に対して治療を行う手術や放射線治療などの"局所療法"と、全身に広がったがんに対して治療を行う薬物療法

表7　各がん治療法の長所と短所

	外科療法	放射線療法	薬物（化学）療法
適応	・早期がんから中等度進行がん（0〜II期） ・病変が局所に限定	・早期がん（I期）から手術不能の局所進行がん（III期）まで ・病変が局所に限定	・主としてIV期の遠隔転移のあるがんおよび白血病 ・病変が全身に進展
長所	・根治性が高い	・機能と形態の欠損が少ない ・全身への影響が少ない ・早期がんの治療成績は、外科療法に匹敵	・病状の進行が抑えられたり、延命効果があることもある
短所	・ときに、機能と形態の欠陥が大きいことあり ・部位・患者の条件（年齢や合併症）により適応制限あり	・局所進行がんでは、根治性は外科療法に劣る ・ときに、局所に副作用を残すことあり	・全身への影響が大きい（副作用が強い） ・根治性が低い

（抗がん剤治療、化学療法）などの"全身療法"に分けられます。その他に、免疫療法、温熱療法などがあります。それぞれの治療法には長所と短所があります（**表7**）。放射線によるがん治療の長所は、臓器の機能と形態が温存できること、全身への影響が少ないことであり、高齢者も治癒を目指した治療が可能であることです。早期がんや放射線感受性の高い腫瘍では、充分に完治が期待できます。切らずに治すことが最大の特徴です。ただし、病変が局所に限局する場合しか適応されません。最近は、コンピューターで制御した照射装置（強度変調放射線治療）の開発や、陽子線や炭素線などの粒子線治療の出現によって、周囲の正常細胞への被ばくをさらに減らすことも可能となり、副作用の少ない治療法が実現されつつあります（**表8**）。

表8　粒子線治療の特徴

	陽子線	重粒子線
線量の集中性	Ｘ線に比べ、がん組織への集中性が良い。正常細胞の被ばくが少ない	陽子線と同じか、さらに優れている
細胞の殺傷効果	Ｘ線と同じ	Ｘ線の2～3倍
低酸素細胞への効果	Ｘ線と同じ	Ｘ線の2～3倍
分割照射回数（治療期間）	Ｘ線治療に比べ、少ない	陽子線よりさらに少ない（肝がん、肺がんなど）

出典：渡利一夫，稲葉次郎・編：放射線と人体．研究社，2000．

　放射線は、直接的、または活性酸素をつくって間接的にがん細胞のDNAを切断し、細胞の分裂能力をなくしたり、アポトーシスによって細胞を死に至らしめます。放射線はがん細胞だけでなく正常細胞にも同じ作用をしますが、正常細胞はがん細胞に比べ障害に対する修復力が高く、放射線照射前の状態に回復することがほとんどです。

　放射線治療の方法には身体の外から放射線を照射する外部照射法と、放射線源を直接身体の組織や、子宮などの腔に挿入して治療する密封小線源治療があります。どちらかひとつの放射線治療をすることもあれば、外部照射法と密封小線源治療を組み合わせて治療することもあります。

　放射線治療が標準治療になっている主な疾患には、(1) 頭頸部がん、(2) 肺がん、(3) 乳がん、(4) 子宮頸がん、(5) 前立腺がん、(6) 網膜芽細胞腫、(7) 悪性リンパ腫、(8) 食道がん、(9) 脳腫瘍などがあります。

　他の治療法と同様に、放射線治療にも副作用があります。疲れる、食欲がなくなるという全身性の症状もありますが、多くは、照射した部位での副作用です。例えば、発赤、色素沈着などの皮膚の変化です。また、頭頸部の場合は、脱毛、口腔の粘膜炎、胸部の場合は、肺炎が起こることがあります。治療成績が良くなってきたので、治療後、数年経ってから現れる副作用もあります。皮膚の潰瘍や肺線維症、白内障などです。また、長期

生存に伴い、2次がんの発生が懸念されるようになりました。しかし、放射線でがんを治すメリットは、2次がんのリスクをはるかに上回っているとされています。

4. 放射線影響が変わる要因

内部被ばくは外部被ばくより影響が大きい?

　内部被ばくは以下の理由から外部被ばくより危険という話があります。その話では下記が理由としてあげられています。

1) 放射線同位元素が体内でどのように分布しているかを正確に測定することが困難である。
2) 放射性同位元素が体内にあると除染することが困難である。
3) 放射線発生源から細胞までの距離が短く遮蔽できないため透過力の弱い放射線でも、体内の細胞に放射線が届く。
4) 放射性物質の中には骨や甲状腺など特定の臓器に蓄積するものがある。

　自然界には、微量の放射性同位体が存在し、ヒトはそれらを取り込んで内部被ばくをしています。最も放射能が高いものはカリウム40で、全身の細胞にほぼ均一に分布して、全身では約4,000ベクレル（0.01g）程度存在し、年間約0.18ミリシーベルトの全身被ばくをもたらすとされています（その他の放射性物質を合わせると約7,000ベクレルで、0.99ミリシーベルトになります）。地殻やコンクリートなどから発生するラドン222（^{222}Rn）とその娘核種による内部被ばくも高く、吸入により肺に沈着するか娘核種からはアルファ線が放出されるため被ばくは局所的に高くなります。アルファ線は皮膚の角質で遮蔽されるほど透過力が低いので、内部被ばくでのみ問題になる放射線です。

　福島原発事故で内部被ばく影響が懸念されたのは、放射性ヨウ素と放射性セシウムでした。甲状腺ホルモンの形成に不可欠であるヨウ素は、甲状腺細胞が積極的に取り込むために、体内のほとんどが甲状腺に集積して

います。原発事故で放出された放射性ヨウ素の人体への取り込みを調べる小児甲状腺被ばくスクリーニング（平成24年度放医研「事故初期のヨウ素等短半減期核種による内部被ばく線量評価調査」、2014年4月現在のURLは http://clearinghouse.main.jp/web/env_0016.pdf）では、校正用のファントム（人体を模した評価用模型）内の甲状腺型容器にバリウム133（^{133}Ba）溶液を封入してNaI（Tl）シンチレーション式サーベイメーターで測定を行い、ヨウ素131の残留放射能を求めるための校正係数を算出しました。これを用いて、被験者の甲状腺のある頸部にプローブを密着させた測定値から残留放射能を計算して、さらにどのように吸収したのかのモデルにより甲状腺に対する等価線量を推定します。一方放射性セシウムの内部被ばくについては、体内に均一に分布することからホールボディカウンター（WBC）の測定から線量推定がされています。

　放射線影響の程度は、内部被ばくであれ、外部被ばくであれ、人体の細胞がどれだけの線量の放射線にどのように被ばくしたかで決まります。小児甲状腺がんでは、小児放射線治療の甲状腺外部被ばくとチェルノブイリ原子力発電所事故後の牛乳などから摂り込んだ放射性ヨウ素による内部被ばくを比較しても線量が同じであれば、外部被ばくでも内部被ばくでもほぼ同レベルか、内部被ばくの方が甲状腺がんの発症は低いとする報告があります[注8]。しかし内部被ばくの場合は、どのような経路で人体に取り込まれたのか、取り込みのあった時期と状況、取り込んだときの化学的形状についての推定は時間が経つほど不確かになります。個人モニタリングが早期に行われる必要性はここにあります。

被ばく線量は同じでも…（線量と線量率）

　時間あたりの線量を線量率と言い、「グレイ毎分（Gy/min）」、「シーベルト毎時（Sv/h）」などで表します。線量が同じであっても、線量率が異なると影響が異なります。

<注8>参考文献：Ron, E；Health Physics 93, 502-511, 2007.

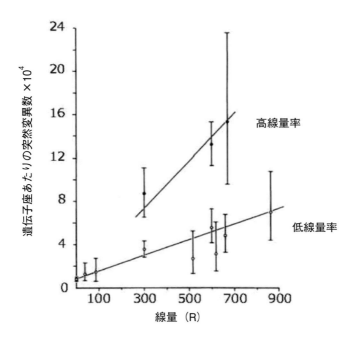

図 10　さまざまな線量の放射線をマウスに照射した場合の突然変異の現れ方
出典：Russell and Kelly：Proc. Natl Acad. Sci. USA 79, 542-544, 1982.

　図 10 は、さまざまな線量の放射線をマウスに照射した場合の突然変異の現れ方を表したものです。線量率が低い方が、同じ線量での突然変異の発生が少ないことがわかります。このように、線量率が低いと放射線の生体への影響が小さくなります。これを「線量率効果」と呼びます。これはなぜでしょうか。放射線が細胞に当たると、その量に応じて DNA に傷ができます。線量が同じであれば、できる DNA の傷の数は基本的に同じです。前出の「2. 放射線の生体影響の基礎」(p16) で、細胞には DNA の傷を治す力があることを解説しました。放射線を一瞬で浴びた場合、一瞬で全ての DNA の傷ができてそれを治すことになります。放射線の量が

多いと、DNAの修復能力を超えてしまいます。DNAの修復能力を超えた分が、治らなかった傷として残って、細胞の死やがん化につながります。一方、低い線量率でゆっくり時間をかけて浴びた場合、DNAの傷も少しずつできますから、DNAの修復能力を超える部分が小さくなったり、DNAの修復能力の範囲内におさまったりします。そのため、細胞の死やがん化につながる傷が少なくなります。

　また、同じ線量を数回に分割して浴びた場合、全てを1回で浴びた場合より影響が小さくなります。このことは、がんの放射線治療にも生かされています。がんの放射線治療では、毎日1回2グレイずつ当てて、数週間で70グレイ程度にするのが一般的です。これは、次の照射までの間に腫瘍の周囲にある正常組織の回復を促すためです。

　これは野球の試合に似ています。10本のシングルヒットを打たれると何点取られるでしょうか。10本のヒットを1イニングで打たれたら、7点取られます。これが1回で短時間に浴びた場合です。次に、2つのイニングで5本ずつ打たれたら、4点取られます。1イニングで打たれた場合より失点が少なくなります。これが分割して浴びた場合です。では、1回から8回まで毎回1本ヒットを打たれ、9回は2本打たれたらどうなるでしょう。これも打たれたヒットは全部で10本ですが、1点も取られないことになります。これが低い線量率でゆっくり時間をかけて浴びた場合です。放射線の影響を考えるとき、線量だけでなく、線量率にも注目しましょう。

5. 子どもへの被ばく影響を考える（発がんを中心に）

子どもは大人よりがんになりやすい？

　一般に、放射線に被ばくすると子どもは大人よりがんになりやすいと考えられています。放射線の被ばくでは、子どもは大人に比べて2～3倍がんになりやすいと言われますが、本当でしょうか？

　前の項目でも話があったように、日本人の2人に1人はがんになります。すなわち、ヒトは特に放射線に被ばくしなくともがんになります。放射線の被ばくでがんになりやすくなるかどうかを調べるには、放射線を浴びなかった人のグループに比べて、放射線を浴びた人のグループでどのくらい多くの人ががんになったかを調べる必要があります。このような研究を、疫学研究と言います。放射線被ばく後の発がん影響については、広島や長崎の原爆被爆者の長期フォローアップの疫学調査結果が報告されていて参考になりますので、以下に解説します。

　ヒトが放射線に被ばくするとどのくらいがんになりやすくなるかは、どのくらいの放射線を被ばくしたかによって異なります。原爆被爆者の被ばく時の年齢、被ばく線量および男性か女性かについて解析し、放射線被ばくによってどのくらいがんになりやすいかを調べた結果を見てみましょう（**表9**）。この数値は、少し難しい表現ですが、被ばくなしのグループに対して被ばくしたグループが何倍がんになったかを相対値で示してあります。この表データは、それぞれの年齢で被ばくした後、70歳になったとき被ばくしなかった人に比べてどのくらいがんになりやすいかを調べました。数値が1の場合は増加なしで1を越えて数値が大きくなると放射線による発がんリスクが大きい（がんになりやすい）ことを意味します。はじめに、高い線量（たくさんの？線量）（1～4グレイ）を被ばくしたグループの数値を見てみると、被ばくしたときの年齢が若いほどがんになりやすく、特に子どもは大人に比べて2～3倍がんになりやすいことがわかりま

表9 被ばく時年齢、性別、線量による固形がん発症の相対リスク[a]

被ばく時年齢	男性			女性		
	0.005～0.5[b]	～1	1～4	0.005～0.5	～1	1～4
0～9	0.96	1.1	3.8	1.12	2.87	4.46
10～19	1.14	1.48	2.07	1.01	1.61	2.91
20～29	0.91	1.57	1.37	1.15	1.32	2.3
30～39	1	1.14	1.31	1.14	1.21	1.84
40～49	0.99	1.21	1.2	1.05	1.35	1.56
50～	1.08	1.17	1.33	1.18	1.68	2.03

a：相対リスクは、被ばく線量が0.005Gy以下のグループと比較した。
b：結腸線量（Gy）
出典：Preston et al.；Radiat. Res. 168, 1-46, 2007.

す。同時に、女性の方が男性よりがんになりやすいこともわかります。一方、低い線量（0.005～0.5グレイ）を被ばくしたグループの数値を見てみると、被ばくしたときの年齢に関係なく（どの年齢で被ばくしても）、がんになりやすさは被ばくしなかった人と比べて差が小さく見えなくなります。このことから、低い線量の被ばくの場合は子どもも大人も、がんになりやすさの違いが見えにくいことがわかります。ただし、子どものときに被ばくした人のがんになりやすさについては、これから後20年ほど調べていかないと最終的に結論できないと言われています。

子孫への影響はどうでしょうか？

　子孫への（放射線）影響とは、お父さんかお母さんが被ばくしたことにより生まれた子どもへの現れる影響のことを言います。

　放射線は、私たちの身体の設計図であるDNAに傷をつけることが知られています。また、親のDNAは子どもに受け継がれることもわかっていますので、親が被ばくした場合は、子どもに影響が出るのではないかという心配が出てきます。私たちの身体には、傷ついたDNAを直す力が備わっていますが、直すことができなかった傷があると、DNAに間違い（突

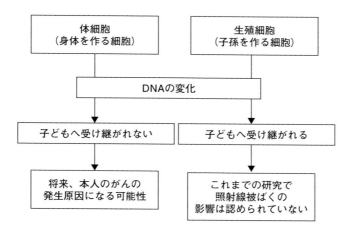

図11 放射線被ばくをした体細胞と生殖細胞の運命

然変異）を起こすことがあります。私たちの身体の中にある細胞は、身体を作る細胞（体細胞）と、将来子孫を作るための細胞（生殖細胞）があります。身体を作る細胞のDNAに傷（間違い）が残った場合は、本人の将来のがんのもとになることがあります。しかし、このDNAの間違いは子どもへ受け継がれることはありません。一方、将来子どもを作る細胞のDNAに傷（間違い）ができると、次の世代（子孫）へと間違いが受け継がれる可能性が出てきます。この傷によって、次の世代に何かしらの障害が出てくることが放射線の子孫への影響と考えられています。実際、動物実験では、高い線量を被ばくすると子孫に障害が現れるという報告がありますが、一方では、その実験は追試できなかったという報告もあり、動物実験でも明らかな結論は出ていません（図11）。

　これまでに原爆被爆者とその子どもについて、いくつかの調査が行われ報告されています。被ばくした親から生まれた子どもの出生時の異常、若年期における死亡率やがん罹患率、染色体異常、血清と赤血球中のタンパク質の変化、そしてがんやがん以外の疾病による死亡率の調査が行われました。いずれの調査においても、被ばくした親（実際には5ミリグレイ以

上の被ばく）から生まれた子どものグループにおいて、対象として被ばくしていない親（5ミリグレイ以下）から生まれた子どものグループに比べて影響が認められるような結果は得られていません。

　また、近年DNAの解析技術の進歩に伴い、被ばくした親から生まれた子どものDNAと、被ばくしていない親から生まれた子どものDNAについて、個人差の原因となるミニサテライト遺伝子の解析や、マイクロアレイを用いた比較解析が行われ、被ばくした親から生まれた子どものグループで特有のゲノムの変化が見つかりました。しかしこれは、すでに親が持っていた変異で、放射線被ばくによって生じたと考えられる変異は認められないことがわかりました。すなわち、現在までのところ親の被ばくの子どもへの影響は認められていません。

　さらに、被ばくした親から生まれた子どもに関して、高血圧、糖尿病、高コレステロール血症、心筋梗塞、狭心症、脳卒中のいずれかがある場合を「多因子疾患」があるとして父親、母親別の被ばく線量との関係が解析されました。その結果、親の被ばくに関連した子どもの多因子疾患のリスク（発症しやすいこと）は認められませんでした。子どもである男性において父親の線量との負の相関が認められていますが、この結果については注意深い解釈が必要であると言われており、今後の研究が必要と考えられています。

　被ばくした親から生まれた子どもの年齢は、平均50歳代でこれからがん罹患率が増加する年齢です。今後もこれまでに差の認められなかった項目も含めて解析を進めていく必要があります。現在も、放射線影響研究所が被ばくした親から生まれた子どものグループの調査を継続しています。

6. 100 ミリシーベルトの被ばくリスクを考える

100 ミリシーベルトのリスクって？

「放射線被ばくが発がんのリスクを上昇させる」、この、誰もが知っている事実は、広島・長崎の原爆被爆者、約 12 万人を対象とした長年の疫学調査によって明らかにされてきたものです。さらに、疫学調査結果により、どの程度の放射線被ばくにより、どの程度の発がんリスクの上昇があるかを予測することも可能になりました。その結果、放射線の被ばく線量が、100〜200 ミリシーベルトを超えたあたりから、被ばく線量が増えるにつれてがん発症のリスク、あるいはがんで死亡するリスクが増えることがわかってきましたが、それ以下の被ばく線量では、得られた調査結果の統計学的解析から、放射線の被ばくによってリスクが実際に増加しているかどうかは確認できていません。

また、100 ミリシーベルト程度以下の放射線被ばくによる発がんリスクの増加よりも、場合によっては、他の生活要因（例えば喫煙や飲酒など）による発がんリスクの増加の方が大きいこともあり、低線量放射線被ばくによる発がんリスクの明らかな増加は、証明することは難しいということが国際的な認識となっています。

[MEMO] 100 ミリシーベルトの発がんリスクを少し詳しく見てみましょう

よく「100 ミリシーベルト以下の低線量放射線の影響はわかっていない」と言われます。これは、低線量放射線の影響は調べられていなくて、将来大変なことが起こるかもしれないというふうに聞こえるかもしれません。しかし、低線量放射線の影響については、たくさんの研究が行われています。がんが増えているかどうかわからないということです。

放射線の影響には確定的影響と確率的影響があります。確定的影響のしきい値はどれも 100 ミリシーベルト以上ですから、100 ミリシーベルト以

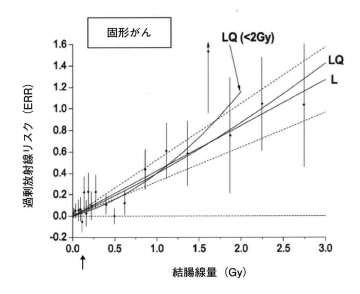

図 12　原爆被爆者における固形がんの発生頻度
出典：Ozasa et al.；Radiation Research, 177, 229-243, 2012.

下で考えられるのは、確率的影響、つまり、がんと遺伝的影響です。遺伝的影響はこれまでヒトで見られたことはありません。

　図 12 は、原爆被爆者の固形がん（肺がん、胃がん、乳がんなど、白血病以外の全てのがん）の頻度を表したものです。横軸の重み付けした結腸線量の 1 グレイ（Gy）はおよそ 1,000 ミリシーベルトに相当します[注9]。

＜注 9 ＞原爆の放射線はガンマ線と中性子線を含んでいます。すでに解説したように、中性子線はガンマ線に比べて大きな影響を及ぼします。ここでは、同じ吸収線量のガンマ線の 10 倍と考えています。ですから、例えば、ある人が 0.1 グレイのガンマ線と中性子線を被ばくした場合、0.1 ＋ 0.1×10 ＝ 1.1（グレイ）となります。中性子のエネルギーに応じた倍数をかける等価線量とは計算の仕方が少し違いますが、ほとんど同じと考えてよく、ここで言う 1 グレイはおよそ 1 シーベルトに相当することになります。

縦軸の「過剰相対リスク（ERR）」は、放射線被ばくによってどれだけがんが増えたかを表しています。「1」は原爆の放射線を浴びなかった場合にがんが発生する割合と同じ分だけ増えた、つまり2倍になったということです。点は過剰相対リスクを表し、上下に伸びた線はその95％信頼区間を表します[注10]。「真の値」と「実際観察された値」は必ずしも一致しません。「本当の値」は私たちには見えません。見えるのは「実際観察された値」です。点は「実際観察された値」です。95％信頼区間とは、実際観察された値から考えて、真の値が95％の確率でこの範囲にあると考えられる区間です。

　全体的に線量に比例してがんが増えている傾向が見られます。しかし、矢印で示した100ミリシーベルト以下では、点はゼロ以上のところにあっても、95％信頼区間がゼロを横切っています。そのことから、95％の確実性を持って、がんが増えているとは言うことはできません。これを「100

<注10> 例えば、1,000人の集団でちょうど300人でがんの発症が見られたとします。体質や生活習慣が同じだったとして、他の1,000人の集団でまたちょうど300人のがんの発症が見られるでしょうか。290人や310人であったとしても不思議ではありません。数学的には、がんの発症が観察される数は、95％の確率で、平均値の上下に、平均値の平方根の大きさでばらつくことがわかっています。3割の人にがんが発症するのであれば、1,000人の集団で実際にがんを発症する人は、95％の確率で283人から317人の間ということになります。ですから、割合としては、28.7％から31.7％となります。たまたま、真の値より低い値が観察されたり、真の値より高い値が観察されたりすることがあるということです。この関係を使って、観察された数から真の値が95％の確率で存在する範囲を求めることができます。これが95％信頼区間です。これはサイコロに似ています。正しく作られたサイコロは1の目が出る確率は6分の1です。では、60回投げたら必ず1の目が10回出るでしょうか。実際には、10回より多いことも少ないこともありますが、ほとんどの場合7回から13回の間になります。回数を増やしていけば、だんだん6分の1からのずれが小さくなっていきます。

ミリシーベルト以下でのがんの増加は統計的に有意ではない」と言います。この「統計的に有意」というのは、一般の方々には耳慣れない言葉なので、「100ミリシーベルト以下でがんが増加しているかどうかはわからない」と言うことがあるわけです。一方で、点がゼロより上にあるのに「がんが増えていない」とか「がんが減っている」と言うこともできません。「増えている」とも「減っている」とも「変わらない」とも言えないので、「わからない」と言うことがあるわけです。

　100ミリシーベルト、つまり0.1グレイ以下の線量で、線量とがんを発症する割合との関係は、本当はどうなっているのでしょうか。これが問題です。線量0グレイ、過剰相対リスク0の位置（原点）から、1グレイ以上の点の全体のそばを通るように直線を引いてみましょう。これを「直線しきい値なしモデル」と言います。英語の「Linear No Threshold」の頭文字をとって、LNTと言います。0.1グレイ以下の点も含めてほとんどの点の信頼区間がこの線を横切っています。だから、この直線の引き方が観察結果に矛盾するとは言えません。この線の引き方は、がんにはしきい値がないと考えていることになります。しかし、他の線の引き方もできます。例えば、0.1グレイまで水平にして、そこから1グレイ以上の点の全体のそばを通るように直線を引いても、ほとんどの点の信頼区間がこの線を横切るので、やはり観察結果に矛盾するとは言えません。この線の引き方は、0.1グレイが「がんのしきい値」だと考えていることになります。2つの引き方は、根本になる考え方に、しきい値があるかないかという明らかな違いがあるにも関わらず、どちらが間違いとも言えないので、「がんにはしきい値があるかないかわからない」と言うことになるわけです。

　どうして、こんなに研究が進んでも、「実際に増えているかどうかわからない」、「しきい値があるかどうかわからない」のでしょうか。その原因のひとつは、これまで述べてきたように、「真の値」と「実際に観察される値」が必ずしも一致しないことです。100ミリシーベルト以下での放射線量では一般的に、多くの人を調べるほど信頼区間は小さくなります[注11]。第二の理由として、人はそれぞれ体質や生活習慣が異なり、それによって

がんの発症しやすさが相当に異なるためです。例えば、がんが多い家系の人は遺伝的にがんにかかりやすい体質を受け継いでいると考えられます。また、喫煙、野菜不足、運動不足などはがんのリスクを高めます。このようなことから、実際には、がんが線量に従って増えていても確認できない可能性を否定できません。一方で、私たちの体には、DNAの傷を修復したり、変異を生じてがんになりかけている細胞を取り除いたりする仕組みがあるので、少量の放射線では本当にがんが増えないのだという考え方もあります。

このように、100ミリシーベルト以下の低線量放射線でがんが少しでも増えるのか、全く増えないのか、あるいは逆に減るのかは現時点で結論することはできませんが、変化があったとしても体質や生活習慣の個人差より小さいことは確かです。

年間被ばく限度の意味は？

「一般公衆の年間被ばく限度は年間1ミリシーベルト」とよく聞きますが、この1ミリシーベルトにはどのような意味があるのでしょうか。私たち日本人は、自然の放射線によって年間おおよそ2.1ミリシーベルトの被ばくをしています。世界に目を向ければ、年間の被ばく量にはかなり幅があり、例えば、年間10ミリシーベルトを越えるような地域もあります(そのような場所で昔から暮らしている人々にがんが多いとか、健康に異常が出ているという報告はありません)。このような中で、国際放射線防護委員会(ICRP)が世界各国の政府に勧告した基準値が「一般公衆の被

<注11> 例えば、注9と同じように3割の人にがんが発症するのであれば、1,000人の人を調べた場合、実際にがんを発症する人の割合は95％の確率で28.3％から31.7％となり、3.4％分の広がりがあります。では、10万人だとどうなるでしょう。実際に発症する人は95％の確率で29,827人から30,173人となり、割合は29.83％から30.17％、その広がりは0.34％となります。人数を100倍にすれば、信頼区間は10分の1になります。

ばく限度」であり、この数値には「自然の被ばくとほとんど変わらないレベルに、放射線や放射性物質の漏えいを抑えなさい」という意味が込められています。

　放射線の影響が現れるかどうかの境は、短時間に一気に被ばくした場合でおおよそ100ミリシーベルト付近とされますが、線量率が低い、つまり長期間でじわじわ浴びる場合にはさらに影響は小さくなりますから、もっと高い線量のところに影響が出る境があるのかもしれません。その意味で、放射線を扱う職業に従事している人たちの被ばく限度である「5年間で100ミリシーベルト」も、影響が現れると考えられる被ばく線量より十分低いところに設定されていると言えます。このように、一般公衆の年間被ばく限度である「年間1ミリシーベルト」は、被ばくによる健康影響が現れるかどうかの境界ではなく、事業者のコンプライアンス（社会規範）としての基準値であるということができます。

チェルノブイリで甲状腺がんが増えましたが…

　1986年4月26日の未明にチェルノブイリ原子力発電所の4号炉において発生した事故により、おおよそ10日間にわたり放射性物質が環境中に放出されました。その結果、周辺地域に住んでいた子どもや若者が、とりわけ放射性ヨウ素を含んだ牛乳を飲んだことによって、甲状腺に内部被ばくを受け、事故発生から4年〜5年経って、小児甲状腺がんの増加が報告されるようになりました。1991年から2005年までに、事故当時18歳未満の子どもや若者たちに7,000例近い甲状腺がんの発症が報告されています。また、事故から28年が経とうとする現在でも、当時子どもや若者だった人たちに、甲状腺がんの過剰な発症が続いています。甲状腺がんはもともと難治性のがんではありませんので、がんの発症が原因で命を落とすことはほとんどありませんが、通常100万人あたり数人しか起こらないとされていた小児甲状腺がんが、事故後明らかに増加したことで、放射性ヨウ素の内部被ばくが引き起こした放射線による発がんであると考えられています。

事故当時の甲状腺の内部被ばく線量を正確に知ることはできませんが、例えばウクライナでは、事故発生より20日以上経ってから行われた甲状腺の被ばく放射線量の測定結果に基づいて、甲状腺被ばく線量の推定が行われています。その結果、甲状腺被ばく線量は20ミリグレイ以下から20,000ミリグレイを超える線量まで、幅広い分布をとることがわかりました。平均の甲状腺被ばく線量は、おおよそ700ミリグレイ程度とされていますが、乳幼児では、おおよそ20％以上が、1,000ミリグレイを超える被ばくを受けていたと予想されていますし、10歳未満の子どもたちでも、少なくとも10％を超える子どもたちが、1,000ミリグレイを超える被ばくを受けたと推定されています。同様の調査は、ロシアおよびベラルーシでも行われており、平均の甲状腺被ばく推定線量は、おおよそ300ミリグレイ〜700ミリグレイ程度であると報告されています。東京電力福島第一原子力発電所の事故でも、放射性ヨウ素による甲状腺の内部被ばくがありましたが、1歳児の甲状腺被ばく線量は、最大でも30ミリグレイ程度と推定されています。

　チェルノブイリでの事故後に増加した甲状腺がんが、放射性ヨウ素の内部被ばくが原因で引き起こされたと考えられるもうひとつの理由が、発がんの相対リスクが、甲状腺の推定被ばく線量の増加にともなって増えていることです。発がんの相対リスクとは、自然に見つかる甲状腺がんの発生頻度を1としたときに、放射線被ばくによりその発生頻度がどの程度の割合、相対的に増加したかを表すものです。

　図13は、ウクライナの汚染地区に住んでいた、事故当時18歳未満の子どもたちの中で、1998年から2007年までに診断された甲状腺がんの発生頻度の相対的な増加を縦軸に、甲状腺の推定被ばく線量を横軸にしてグラフに表したものです。このグラフを見ると、確かに被ばく線量が増加するにつれて、発がんのリスクも上昇していることがわかりますが、矢印で示す100ミリシーベルト程度では、発がんのリスクが上昇しているかどうかよくわからないのが実情です。

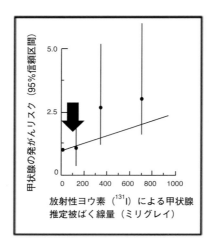
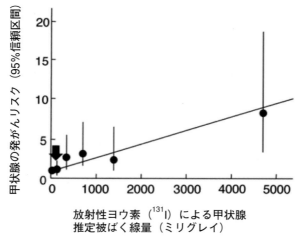

図13　甲状腺の推定被ばく線量の増加に伴う発がん相対リスクの増加
出典：Brennerらの論文[注12]の図をもとに改変

<注12>参考文献：Brenner AV, Tronko MD, Hatch M, et al.; Environmental Health Perspectives, 119, 933-939, 2011.

［コラム］甲状腺ってどんな臓器ですか？

　甲状腺は、のどの下辺りにある代表的な内分泌器官の1つで、体の成長に必要な甲状腺ホルモンを分泌しています。甲状腺は、ちょうど蝶が翅を開いたような形をしていますが（**図14**）、その中には、濾胞と呼ばれるブドウの実のような小さな袋が一杯詰まっており、サイログロブリンとよばれるタンパク質を材料にして、甲状腺ホルモンが作られています。甲状腺ホルモンはヨウ素を含む物質ですので、食物を通して摂取したヨウ素が使われることになります。

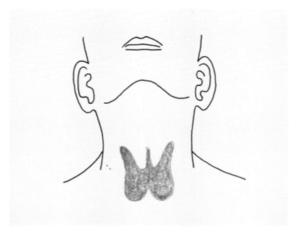

図14　甲状腺の身体での位置と形

［コラム］甲状腺等価線量とは？

「2011年3月24日から30日にかけて、いわき市、川俣町、飯舘村において、小児を対象に甲状腺の簡易検査を行ったところ、調査対象となった1,080人が、毎時0.2マイクロシーベルトを下回っていました」

このような記事を、新聞などで目にしたことはありませんか。ここでいう簡易調査というのは、甲状腺から出てくる放射線の空間線量率を、放射線測定機器で測定するということですが、甲状腺の被ばく線量は、このようにして得られた測定値から計算により推定された値です。例えば、毎時0.2マイクロシーベルトは、1歳児の甲状腺等価線量100ミリシーベルトに相当すると見積もられています。

甲状腺等価線量は、「私たちは自然に、年間おおよそ2.1ミリシーベルトの放射線を受けている」というときの線量（これを実効線量と呼んでいます）と区別して使わなければなりません。実効線量は、自然放射線のように全身に放射線を受ける場合に使われる線量ですが、これに対し、等価線量は、特定の臓器や組織が被ばくを受けたときに使う線量で、放射性ヨウ素のように、甲状腺に集まって局部的な被ばくを起こすような場合は、甲状腺等価線量を用いることになります。

第 2 章　放射線影響 Q&A

福島第一原発事故：
「私は、家族は、地域は、」
大丈夫でしょうか？

　ここには、福島第一原発事故後に日本放射線影響学会の有志で開設した Q&A サイトにお寄せいただいた質問と回答の中から、これからも参考になると思われるものを選び、グループ分けして掲載しました。ここをご覧いただくことで、当時の福島県や周辺都県の方々の放射線・放射能に対する疑問や不安が読み取れるばかりでなく、解説編に書かれている内容をご理解いただく上でも役に立つのではと考えております。なお、これ以外にも多くの Q&A が日本放射線影響学会のホームページ（http://www.jrrs.org）に掲載されています。

最初にお読み下さい。
（1）放射線量の単位は、報道などでよく使われるシーベルトで表します。1 シーベルトの 1,000 分の 1 がミリシーベルト、1 ミリシーベルトの 1,000 分の 1 がマイクロシーベルト。
（2）放射線の強さは、（マイクロシーベルト / 時間）というように示されます。したがって、（2 マイクロシーベルト / 時間）の強さの放射線を 2 時間浴びると、総被ばく線量は（2 マイクロシーベルト / 時間）× 2 時間 = 4 マイクロシーベルト）となります。

1. 放射性物質汚染と健康影響について

Q. 農地が放射性セシウムで汚染されていることがわかりましたが、農業を続けることができるでしょうか？

ヨウ素131は、半減期が短いので放射性物質が飛来しなくなった後、数か月後には壊変して影響はなくなります。セシウム137は、半減期が30年と長いのですが、土壌に強く吸着されます。そして、その結合は、ほとんど離れない強固なものですから、ある程度時間が経てば、セシウムは土壌と結合することで徐々に植物へも移行しにくくなります。したがって、飯舘村に限らず、汚染レベルが高い地域では、外部被ばくを少なくするとともに、セシウム137で汚染されたちり・ほこりなどを体内に取り込んで内部被ばくをしないために表層5cm程度を削って土を入れ替えることが安全に農業を続けるために必要です。一方で、汚染レベルが低い（空間線量率が以前とあまり変わらない）地域であれば、そこまでする必要性はないと科学的には判断されます。いずれにしても、削った土を安全に処分する必要がありますので、原発からの放射能の放出が収束した後に、政府は専門家の意見を取り入れて被ばく防護処置を速やかに実施する必要があります。

Q. 今後、福島原発事故で飛散した放射性物質は井戸水や水道水にどのくらい混入するのでしょうか？

雨水が地下に浸透することによって地下水となります。その際、雨水が地下に浸透して地下水面に達するまでに移動する地下空間を通気層[注13]といい、また、地下水面下で地下水が流れている空間を帯水層と呼びます。したがって、雨水中の放射性物質が地下水

に混入するまでの時間は、通気層を構成する土壌と放射性物質の相互作用の程度によって決まることになります。放出された放射性物資のうちで水に溶けて陽イオンとなるセシウム137は、土壌に強く吸着され地表の土壌に留まりますので地下水に混入することはほとんどありません。一方、水に溶けて陰イオンとなるヨウ素131などは、雨水と一緒に土中に染み込みますが、核種が地表から地下水面まで移動するにはかなり時間がかかります。その間に半減期が8日間と短いヨウ素131は減衰してしまい地下水に混入する量はごくわずかになります。

　このように、地下水では土壌への吸着と移動時間の長さが雨水中の放射性物質の低減に作用します。したがって、河川水を原水としている水道水よりも、地下水の方が汚染されにくいと言えます。また、水道水は、原水が何であるかによって異なりますが、地下水を原水としていれば、前述したように汚染は起きにくいですし、河川水を原水としている場合でも浄水場で一般的に使われている砂ろ過処理が行われていれば、セシウム137のような陽イオン核種はほとんど除去されます。ヨウ素131のような陰イオンは、砂ろ過では除去されませんので、原水が取水されてから水道水として給水されるまでの時間の長さによって放射性物質量が異なることになります。水を砂ろ過の後、活性炭処理するとヨウ素131の50％程度は除去されます。さらに、心配であれば、市販されている陰イオン交換樹脂を含むフィルターがついた浄水器を通すとほぼ全量が除去できるようです。ただし、陰イオン交換樹脂がヨウ素で飽和してしまえば除去はできなくなりますので注意してください。ゼオライトも効果があります。なお現実には、県あるいは市町村の水道水供給組織によって厳密な放射能モニタリン

＜注13＞通気層は地下水面よりも上方に位置する地下空間で空気と土壌水が混在した層ですが、帯水層は土壌や岩盤の空間が地下水で満たされた層です。

グが行われており、多くの場合その結果も公表されています。

　現在は検出下限値に近い値が報告されており、水道水中の放射性物質に関し特段の心配は必要ありません。家庭用の井戸を利用している場合、水道水のモニタリング結果も参考になると考えます。

Q. 福島原発事故での土壌汚染とチェルノブイリ事故による居住制限地域の土壌汚染は中身が違うと聞きました。どのように違うのでしょうか？

　2つの事故では原子炉の破壊具合が異なるため、飛散した放射性物質の種類と量（割合）は大きく違っています。チェルノブイリでは原子炉が完全に破壊され、内容物が爆発的に大気中へ飛散しました。一方、福島では原子炉格納容器そのものは何とか原形を留めましたので、内容物が直接大気に触れることはありませんでした。原子炉内で核分裂によってできる放射性物質は、それぞれ気化する温度が異なりますので、数百℃程度といった比較的低温で気化する物質（ヨウ素やセシウム）はどちらもほぼ同じような割合で大気中に放出されましたが、高温でないと気化しない物質（ストロンチウムやプルトニウムなど）はチェルノブイリの方がはるかに多く放出されています。放射性ストロンチウムやプルトニウムは、内部被ばくの生体影響が大きい放射性物質ですから、その量の違いは被ばく影響に大きな差を生じさせる可能性があり、単純に放射性セシウムによる汚染濃度だけでチェルノブイリと福島が同じだとは言えません。

　参考までに、チェルノブイリ事故で移住の目安とされた濃度のセシウム137（1平方メートルあたり185キロベクレル）で汚染された土壌について、他の放射性物質の降下量がどのくらいになるかを試算して比較した結果を次ページにお示しします。

【資料】
福島事故とチェルノブイリ事故による放射性物質汚染状況の比較

同じ濃度のセシウム 137（185kBq/m^2）で汚染された土壌における他の放射性物質の汚染状況の比較（公表データに基づく試算）

　本来は公的な研究組織がこのような比較をするべきですが、地下部分の漏出量が不明なこともあって、事故の翌年に土壌分析結果のまとめが報告されて以降、いまだに十分なまとめと説明はなされていないという現状があります。一方で、現実に人が生活している場所の土壌汚染は地上降下量で決まり、その降下量はこれまでに出された報告から知ることができます。ここでは、国連科学委員会のチェルノブイリ事故調査報告（2008）および文部科学省による土壌分析公表値をもとに、チェルノブイリと福島の土壌汚染について、セシウム 137 の濃度を揃えた条件で他の放射性物質（放射性核種）の存在割合を概算して比較しています。

　表 10 は、セシウム 137 による土壌汚染 185kBq/m^2（チェルノブイリ事故で移住の目安となった汚染濃度）を想定し、2011 年の降下・沈着時点で考えられうる最大の汚染割合から概算したものです。その精度については最終的な公的報告書を待つ必要がありますが、この試算が実際の降下量から何桁もずれることはないはずです。なお、事故から 3 年が過ぎて、特に半減期が短い放射性物質は大幅に低下していますので、その点にもご留意下さい。チェルノブイリで汚染濃度にアンダーラインがあるのは、福島よりも明らかに汚染が多い核種（放射性物質）です。

＜試算に用いたデータ根拠について＞

　チェルノブイリ：国連科学委員会（UNSCEAR）報告書（2008 年）に示された放出割合をそのまま使用しています。実際のチェルノ

表10　福島事故とチェルノブイリ事故による放射性物質汚染状況の比較

核　種	物理的半減期	汚染濃度（Bq/m²）		壊変方式
		チェルノブイリ事故	福島原発事故	
I-131	8日	3,800,000	3,200,000	β（γ）
Cs-134	2.1年	102,000	170,000	β（γ）
Cs-136	13日	74,000	24,000	β（γ）
Cs-137	30年	185,000	185,000	β（γ）
Sr-89	50日	<u>250,000</u>	200（～500）	$\beta \rightarrow \beta$（γ）:Y-89
Sr-90	28.2年	<u>20,000</u>	75（～150）	β
Te-129m	33日	520,000	12,000（～500,000）	β, IT（γ）
Pu-238	87.7年	<u>33</u>	なし（～0.84）	α
Pu-239 + Pu-240	6564年	<u>66</u>	なし（～10）	α
Pu-241（Am-241）	14.3年	<u>6,200</u>	なし	β（$\rightarrow \alpha$）
Ag-110m	250日	不明	690	β, IT（γ）
Cm-244	18.1年	900	なし	α
Ru-103	39日	<u>360,000</u>	微量（?）	β（γ）
Ru-106	373日	<u>159,000</u>	?	β
Ba-140	12.7年	<u>526,000</u>	微量（?）	β（γ）

同じ濃度のセシウム137（185kBq/m²）で汚染された土壌における他の放射性物質の汚染状況比較（公表データに基づく試算）

ブイリでは、事故の進行状況と風向きの関係で飛散方向によって濃度比が変わっていますから、平均的な割合とお考え下さい。

福島県：浪江町周辺の土壌分析結果（文部科学省　2011年3月29日採取分）および文部科学省の報告書2012年3月13日付（6月15日修正）の「最高値が検出された箇所での濃度」に基づいて算出しています。そのため、セシウム137に対する割合は高め

の評価になっています。また、プルトニウム（Pu238、Pu239 ＋ Pu240）は、多くの場所で原発事故由来は不検出ですが、ここでは検出された地点の値を使っています（2012年8月21日の文科省の結果公表を受けて修正）。「〜」の数値は検出された試料の最大値の場合です。

Q. 仮に福島第一原発事故が急拡大して放射線の影響がチェルノブイリ級にまで広がった場合、大阪や東京での生活に影響はありますか？

　福島第一原発事故に伴って、2011年3月15日頃から東京でも空間線量率の上昇が見られましたが、新聞報道等にもあるとおり、それによる被ばく線量は少なく、このことによる健康への影響は考えられません。

　ご質問は、もし事故が急展開してさらに深刻な事態になった場合にどうなるかですから、ある程度極端な状況を想定して過去の事例から学ぶしかありません。このような観点から過去事例を調べてはっきりしているのは、これまでの原子力事故において、一般住民の間で白血球が減る、髪の毛が抜けるといった急性症状は観察されていないことです。

　史上最悪と言われたチェルノブイリ原発の事故でも、2008年に発行された国連科学委員会（UNSCEAR）の報告［Sources and Effects of Ionizing radiation, UNSCEAR 2008 Report Annex D: Health effects due to radiation from the Chernobyl accident, United Nations, New York, 2011.（国連科学委員会2008年報告書附属書D：チェルノブイリ事故の放射線による健康影響）］で見る限り、一般住民に確認されている放射線影響は、高濃度に汚染した地域における子どもの甲状腺がん増加だけです。それも、事故の後、放射性ヨウ素で汚染された牛乳を飲み続けたことが主な原

因とされています。これは、旧ソビエト連邦が当初に事故の存在を認めず、早い段階での避難や食品の摂取制限等が適切に行われなかったためです。

　したがって、これまでの原子力事故の経験に照らし合わせて考える限り、福島第一原発事故で東京が人の住めないような場所になるとは考えにくいということになります。むしろ、人々がパニックに陥って西へ移動し始めた場合の混乱の方が懸念されます。大阪に関しては、どのような状況を想定したとしても健康影響は考えられません。なお、2011年11月の時点で、福島原発からの放射性物質の放出はすでに大きく減少して、ほとんど問題のないレベルとなっていますし、実際、チェルノブイリ事故ほど大量の放射性物質は放出されていません。また、食品や水については、高濃度汚染のあったものは早期に出荷停止などの措置がとられましたので、内部被ばくの影響も極めて小さいと言えます。

Q. **2011年4月現在、福島県の福島市、郡山市などは空間線量率が1～3マイクロシーベルト毎時くらいの値で推移していますが、この状況で、学校での体育の授業や、クラブ活動（野球やサッカー）などは大丈夫でしょうか。また、グラウンドの土などに対しても何らかの注意が必要でしょうか？**

　平成23年（2011年）4月19日に文部科学省から福島県および教育委員会に対して、「福島県内の学校の校舎・校庭等の利用判断における暫定的考え方について」（参考資料）という通知が出されました。学校での授業やクラブ活動などは、この通知に従って頂ければ問題ありません。この通知では、校庭・園庭における放射線量（空間線量率）が3.8マイクロシーベルト毎時以下であれば、校舎・校庭等を平常通り利用して差し支えない、それ以上の場合は校庭・園庭での活動を1日あたり1時間程度に制限することが

適当とされています。この「3.8マイクロシーベルト毎時」は、学童、生徒の校庭・園庭等屋外での活動時間を8時間、屋内での活動時間を16時間と考え、また、屋内（正確には木造家屋の1階または2階）では放射線量が40％になるという仮定に基づいて計算したときに、年間被ばく線量が20ミリシーベルト以下になる線量です[注14]。この線量は、国際放射線防護委員会（ICRP）勧告に記載されている「非常事態が収束した後の一般公衆における参考レベルとして、年間1〜20ミリシーベルトの範囲とすることが適切」という勧告に基づいて設定された値です。

この値が設定された理由は、これまで長年にわたる疫学調査や実験の結果で、発がんなど何らかの健康影響が認められるのは100ミリシーベルト以上の線量を被ばくした場合で、20ミリシーベルトの被ばくで健康影響が現れることは確認されていないからです。ただし、ICRPの勧告でも、事態が収拾したら速やかに一般人の被ばく規制値1ミリシーベルトに近づける努力をすることが示されています。その意味で文部科学省は、その通知の中で、「この措置は夏季休業終了（おおむね8月下旬）までの期間を対象とした暫定的なものとする」と明記するとともに、文部科学省、首相、内閣官房なども「長期的に線量を下げる対策を行う」と公言していますが、その対策が遅滞なく実施されることが重要です。

なお、同じ通知の中に「児童生徒等が受ける線量をできるだけ低く抑えるために取り得る学校等における生活上の留意事項」が示されていますので、少しでも被ばく量を下げるために参考にされるとよいでしょう。いずれの行動も必ず行わなければ放射線の健康影響が生じるということではありませんが、下記の事項を気にかけることで被ばく線量をさらに下げることができます。

1) 手洗い、洗顔、うがいを励行する。

<注14> $3.8 \times 8 \times 365 + 3.8 \times 0.4 \times 16 \times 365 = 11.1 + 8.8 = 19.9$（ミリシーベルト）

2) 土や砂を（大量に）口に入れないように注意する。
3) 登校・登園時、帰宅時に靴の土を落とす、衣服に付着した細かな土、埃などを払い落とす。
4) 風が強いときや土埃が多いときは窓を閉める。

また、土ほこりの飛散の対処法としては、水撒きや防塵剤（塩化カルシウムなど）の散布も有効と考えられます。

なお、現在の福島県内の空間線量率は、福島県のホームページ（https://www.pref.fukushima.lg.jp/sec/16025d/kukan-monitoring.html）で見ることができます。

Q. 福島第一原発事故の後、近隣県では雨に濡れても健康には問題ないと言われていましたが、雨の降る屋外で子どもにスポーツなどをさせるのが心配です。本当に大丈夫なのでしょうか？

福島第一原発事故の直後に福島県やその周辺で降った雨や雪には、相当量の放射性物質が含まれていました。私たちが独自に茨城県水戸市で測定した結果を例にあげると、雨水中のヨウ素131の濃度は、最も濃かったとき（2011年3月23日）が約5,000ベクレル/kgで、2011年3月末に降った雨は約500ベクレル/kg程度でした。雨の中での活動による被ばく線量の評価は難しいのですが、仮に1,000ベクレル/kgの濃度のヨウ素131が含まれる雨の中でスポーツをする場合を単純化して考えてみましょう。

まず、成人よりも被ばく線量が大きくなる子ども（1〜4才の幼児）を想定し、土砂降りの雨が降っているとします。その雨（比重を1と想定）をコップ一杯（200ミリリットル＝0.2kg）飲んだ子ども（幼児）の甲状腺等価線量（内部被ばく）は、1,000（ベクレル/kg）×0.2（kg）×1.5/1,000（甲状腺等価線量の換算係数：ミリシーベルト/ベクレル）で計算でき、計算結果は0.30ミリシーベルト（＝300マイクロシーベルト）になります。いくら土砂降

りでも、外で運動している間にこんなに雨水を飲むことはないでしょうから、実際の被ばくはこれよりはるかに小さな値となります。

　さらに、外部被ばくについて考えると、その濃度の放射性ヨウ素を含む水中に1時間ドップリ浸かっていても0.1マイクロシーベルト以下の被ばくですので問題にならないレベルということです。「発がん」自体は放射線を浴びなくても起きうることなので、「絶対に影響が出ない」とは言い切れないのですが、科学的見地から、上記のように極端な仮定でも、雨に当たったことが甲状腺がんの原因となるというような事態は考えられません。

Q. 3歳の子どもがいます。子どもは大人より影響を受けやすいこと、大人よりも地面に近いところで生活をしていることを考えると、放射性物質が降下した地域にある幼稚園の園庭での運動や砂場遊びを不安に思いますが、そのまま遊ばせていて大丈夫でしょうか？　問題がある場合は、改善することはできますか？

　例えば、福島第一原発事故によって2011年4月21日現在、地上1mでの空間線量率が0.21マイクロシーベルト毎時（事故前は0.05～0.07マイクロシーベルト毎時）であった場所で、地表の放射線量率は0.32マイクロシーベルト毎時でした。実は、このような場所の表層の土のセシウムは食品の基準値より随分高いレベルですが、土を何kgも食べたり吸い込んだりすることはないでしょうから、土からの内部被ばくはごくわずかです。したがって、砂遊びによる被ばく線量は外部被ばくが主体となりますから、「地表の線量率×時間」で計算できます。仮に地表が前述の2倍の0.6マイクロシーベルト毎時であるとし、毎日8時間地面に転がることを1年間続けても総被ばく線量は「0.6×8時間×365日＝1,720マイクロシーベルト」です。これは関西の1年間の自然放射線量

と同じ被ばく量が上乗せされる（簡単に言えば1年間で2年分の放射線を浴びる）レベルということになり、この程度で健康影響が出ることは考えられません。それでも心配であれば、地表から数センチメートルの深さまでの土（砂）を除去するという対策があります。繰り返しになりますが、一般に居住可能な場所である限り、毎日お子様が砂を大量に（何十グラムも）食べるようなことでもない限り、砂場遊びや外遊びを避けるべき科学的理由はありません。むしろ外で遊ばせないことのストレスの方がお子様の成長によくないと思います。もちろん、ご心配はお察しいたしますので、遊んだ後の手洗いをきちんとする習慣を心がけて下さい。なお、公園などで水道が近くになくて心配な場合は、ウエットティッシュを持参されるとよいと思います。

Q. 茨城県に住んでいて、福島第一原発事故から4か月後の2011年夏に屋外プールで泳ぎました。健康に影響がありますか？

　福島県周辺で雨の中に明らかに多い放射性物質が含まれていたのは2011年4月までであり、5月以降の降雨には放射性物質はほとんど含まれていません。また、屋外プールには水道水を使うと思いますが、水道水は2011年4月以降放射性物質の不検出が続いています。実際に、我々も2011年6月に茨城県水戸市でプールの水を分析しましたが、原発事故由来の放射性物質（放射性ヨウ素や放射性セシウム）は全て不検出レベルでした。外部被ばくについては、衣類による遮蔽効果は全くないので、水着であっても服を着ていても何ら変わりませんし、むしろ、きれいな水の中に入れば、水によって放射線が遮蔽され、外部被ばくは減ります。したがって、ご質問の状況では、被ばく線量が減ることはあっても増えることはないという結論になり、被ばくによる健康影響は考えられません。

2. 具体的な放射性物質の影響について

Q. 汚染水で問題になっているトリチウムって何ですか？ その影響はどうですか？

ご存知かと思いますが、ご質問のトリチウム（三重水素）はベータ線を出す放射性物質で、もともと宇宙線の関与などで生成されて自然界に存在しています。自然界の地球環境中の平衡量は 1.5×10^{18} ベクレル程度と見積もられていますが、実は、そこに1960年代はじめまで行われていた地上核実験などによって人工的に作られたトリチウムの残存分が、いまだに環境中に 2×10^{19} ベクレル近く追加されているのが現実です。

良いかどうかは別として、これと比べれば、今回の福島原発汚染水で問題になっているトリチウムの総量は桁違いに少ないのも事実です。しかし、濃度が高ければ被ばくが多くなりますから、局所的な濃度には注意が必要です。なお、ご質問にあるとおり、トリチウムのベータ線はエネルギーが弱く透過性が低いので、考えなくてはならないのは内部被ばくです。これまでの研究から、数百ミリシーベルトを越えるような被ばくとなる高濃度のトリチウムを摂取すれば、他の放射性物質と同様にがんや寿命短縮が起きることが知られています。

トリチウムは、通常、環境中でHTO（水のHの1つがトリチウムになっている）となり、一部は生物の体内で有機物分子の水素と置き換わります（これを「有機結合型トリチウム」と言います）。HTOの体内半減期が1〜2週間（文献により4〜18日）とされるのに対し、有機結合型の体内半減期は40日程度（ごく一部はもっと長い場合がある）とされ、有機結合型の方が体内の半減

期が長いのは事実ですが、他の放射性物質と比べて特別に長いわけではありませんし、「同位体置換反応」や代謝があるために、そこにとどまり続けるということもありません。

体内に取り込まれれば、HTOでも有機結合型でも（例え1分子でも）、トリチウムからのβ線がDNAに損傷を与える可能性はあります。トリチウムが崩壊してヘリウムになったとして、そのまま、存在し続けて生体影響が残るかどうかは、よくわかりません。ただし、「二重の害」という主張の「真に科学的な」根拠は聞いたことがありません。

結局のところ、トリチウムでも問題になるのは、他の放射性物質や放射線と同じく摂取量（この場合は濃度）であるということです。ちなみに、放出濃度限度である「6万ベクレル/L」は、その濃度のトリチウムを含む水を1年間飲み続けたときに1ミリシーベルトの預託実効線量が想定される濃度です。ちなみに、経口で取り込んだときの実効線量係数は、影響が大きい有機結合型で 4.2×10^{-8} ミリシーベルト／ベクレルで、この値はセシウム137の 1.3×10^{-5} ミリシーベルト／ベクレルに比べて300分の1以下であり、同じベクレルであればセシウム137よりも生物影響がはるかに小さいと考えることができます。

Q. プルトニウムから放出される放射線の生物影響はどんなものですか？

プルトニウム（Pu）には、代表的なものとして、Pu238、Pu239、Pu240があります。Pu238、Pu239、Pu240の半減期は87.7年、24,000年、6,560年ですから、減衰はあまり期待できません。いずれも、アルファ線を放出します。アルファ線というのは、X線やガンマ線のような電磁波ではなく、粒子が加速され、エネルギーを得て飛んでくる放射線で、アルファ粒子とも言います。

アルファ粒子とは、ヘリウム元素の原子核に相当するものです。アルファ線は大きなエネルギーを持っていますが、物質の中で飛ぶ距離（飛程といいます）が短いのが特色です。空気中でも数センチしか飛びませんし、紙1枚で遮蔽することができます。つまり、プルトニウムがあったとしても、身体から10cmも離れていれば、アルファ線を被ばくすることはなく、身体との間に紙が1枚あればアルファ線は遮蔽され、身体には届かないということです。ですから、プルトニウムが身体の外にあるときには、アルファ線の被ばくを心配する必要はほとんどありません。しかし、一方、プルトニウムを口や鼻、傷口などから体内に取り込んでしまうと状況が変わります。体内ではアルファ線は数マイクロメートルしか飛ぶことができませんが、その間に大きなエネルギーを全て放出します。そのため、近くの細胞は大きな影響を受けます。したがって、プルトニウム（他のアルファ線を放出する放射性物質も同じです）については、体内に取り込まないことが重要で、一般的には、外出からの帰宅時に、手洗い、洗顔、うがいなどの励行により体内への摂取を防ぐことができます。

今回、発表された福島第一原発敷地内でのプルトニウムの数値は1.2ベクレル/kgでした。もし仮にこの数値のプルトニウムが水道水に混入したとすると、水道水の摂取制限が行われます（飲料水に対するプルトニウムの暫定規制値は1ベクレル/kg）。しかしながら、成人がこの水道水を2.2リットル飲んでも約0.7マイクロシーベルトの被ばくにしかなりません（プルトニウム239が混入したとして、実効線量係数2.5×10^{-4}を使用して算出）。プルトニウムは非常に重い元素で、大気中へは拡散しにくいものですが、もし雨などで川から海へ流れて行っても、大量の海水で希釈されます。したがって、原子力発電所のすぐそばで捕獲・養殖しない限り、魚介類、海藻類に取り込まれるプルトニウムはごく微量で食べても健康への影響はないと思われます。

3. 放射線被ばくの種類と除染について

Q. 放射線体表汚染と放射線被ばくはどう違うのですか？

「放射線体表汚染」とは、放射性物質（ヨウ素 131 やセシウム 137 など）が身体の表面に付着することです。今回のような原発事故に伴って、高熱により核燃料棒の破損が生じた場合、核分裂生成物のうち、気体となりやすいヨウ素 131 やセシウム 137 などの放射性物質が、気流とともに拡散して地表に降下してきます。このようなときに人が屋外にいると、衣服や頭髪、露出している皮膚等にこれらの放射性物質が付着することになります。

「放射線被ばく」には大きく分けて「外部被ばく」と「内部被ばく」があります。外部被ばくは、体の外にある放射線源からの被ばくです。内部被ばくは、体内に取り込んだ放射性物質によって身体の内側から放射線を浴びることをいいます。放射性物質は、気体の放射性物質を吸い込む、あるいは、放射性物質を含んだ飲料水や食物を摂取することによって体内に取り込まれます。また、創傷面が露出していると、そこから放射性物質が体内に侵入する可能性が高まります。したがって、放射性物質で身体を汚染させない、放射性物質を体内に取り込まないようにすることが被ばくの機会を減らすためには有効です。

実際、適切な行政の対応がなされている限り、屋内退避の指示が出た地域や、局所的に著しく高い放射線・放射能が検出された（測定器をお持ちならご自身でもできます）地域を除けば、特別な対策をとっていなくても、被ばくによって健康に影響が出る心配はありません。もちろん、無用な被ばくを避けることは安心につながりますから、このような事態に遭遇したときには以下のよう

なことを心がけるとよいでしょう。
1) 不要・不急の外出は控える。
2) 汚染の有無がわからないのであれば不必要に雨にあたらない。
3) 帰宅時に上着を脱ぎ、付着している微粒子を払い落とす。
　これらは屋外から家の中に放射性物質を持ち込まないための対策です。

Q. 身体に付着した放射性物質は、除染すればすべて問題ないのですか？

　放射性物質は、除染すれば、それ以後の被ばくはありません。もっとも、汚染されていたときに身体が受けた放射線の被ばくはありますので、長期間にわたって身体が汚染されたままになっていたことが予想される場合は、放射線被ばくに詳しい医療関係者や自治体の担当者などに相談してください。除染という言葉は難しそうに聞こえますが、実際は衣服を着替えてシャワーを浴びるなど、通常の身体を清浄にする操作と変わりありません。このとき、着替えた衣類を洗濯すれば衣類の除染もできます。すぐに洗濯できないときは、ビニールのゴミ袋などに入れて洗濯できるまで屋外で保管してください。なお、水で洗濯ができない衣類は適切に処分するしかありません。

Q. 原発事故の際に避難地域から移動する場合、どの段階からスクリーニングや制限が必要になるのですか？

　福島第一原発事故の直後、避難対象区域から避難された住民について、福島県内の避難所や保健所では、身体表面に放射性物質が付着していないかどうか、住民の方々の測定を実施しました。その結果、2011年3月17日までに測定された約4万2千人全員がGMサーベイメータ（ガイガーカウンタ）で毎分10万カウント

を下回り、全身をシャワーで洗い流す「全身除染」は必要ないと判定されました（毎分10万カウントというのは、測定器が検出できた放射線の本数が、1分間あたり10万本という意味で、セシウム137であれば、1平方センチメートルあたり数百ベクレルに相当します）。実際には、毎分10万カウントを多少上回ったとしても、それによって本人や他の人に健康影響が生じるレベルではありません（詳しくは、放射線医学総合研究所のホームページ http://www.nirs.go.jp をご覧ください）が、無用な被ばくはしないにこしたことはありませんし、近くで他の対象者や物を検査する際に余計な放射線が混入する原因になると、その測定精度が低下することになるので、このような基準が設けられているのです。不幸にして事故のときに避難対象地域となった方は、避難担当者等に測定の必要性をお尋ねください。それ以外の方については、基本的に測定は必要ないということになります。もちろん自身で測定ができれば安心につながりますが、そのときには、測定器が校正されたものであり、正常に動作していることが前提となります。

4. 放射線に関わる管理基準について

Q. ヨウ素剤の服用はどんなときに必要ですか？

　安定ヨウ素剤は甲状腺の被ばくを少なくするために用いられますが、かなり高い甲状腺被ばく（100ミリシーベルト以上）が見込まれない限り使用するべきではありません。安定ヨウ素剤には副作用があるため一般家庭には配布されませんでした。どのようなタイミングで安定ヨウ素剤を使用するかは、予測される線量に基づいて、専門家が判断することになっています。今回、安定ヨウ素剤が配られた地域においても服用の指示は出ませんでした。

　ヨウ素は微量必須元素であり、甲状腺に集まり身体の成長、知能の発達に必要な甲状腺ホルモンの生成に必須です。したがって、ヨウ素が欠乏すると甲状腺ホルモンが欠乏状態となります。そのために子どもや妊婦には成人よりも必要とされます。そこで、放射性ヨウ素が体内に入る可能性があるときに、あらかじめ安定ヨウ素剤を服用して、甲状腺を安定ヨウ素（放射線を出さないヨウ素）で満たしておけば、放射性ヨウ素が体内に入っても吸収されにくくなります。例えば、放射性ヨウ素による甲状腺の被ばく線量が100ミリシーベルトと予測される場合、放射性ヨウ素の体内摂取前または直後に安定ヨウ素剤を服用すると、甲状腺への集積を90％以上抑制できるので、甲状腺の被ばく線量を10ミリシーベルト（＝1万マイクロシーベルト）以下にすることができます。

　甲状腺の放射線影響としては、甲状腺がんが問題になります。しかし、甲状腺がんの発生確率は被ばく時年齢で異なり、乳幼児の被ばくでは増加しますが、40歳以上では増加しません。そのため、安定ヨウ素剤の服用対象は原則40歳以下とされてきました。

原子力安全委員会・原子力施設等防災専門部会は平成14年4月に「原子力災害時における安定ヨウ素剤予防服用の考え方について」を発表し、安定ヨウ素剤予防服用にあたっては、服用対象者を40歳未満とし、全ての対象者に対し、放射性ヨウ素による小児甲状腺等価線量の予測線量を100ミリシーベルトとするとしています（注：平成25年に出された原子力規制庁による「安定ヨウ素剤の配布・服用に当たって」では、40歳以上も服用対象に含められています）。また、市販のうがい薬や消毒薬にヨウ素が含まれることから、これを飲むとよいという誤った情報が流布していましたが、決してそのようなことはしないでください。これらの薬剤に含まれるのはポビドンヨード（1-ビニル-2-ピロリドンの重合物［ポリビニルピロリドン］とヨウ素の複合体）と呼ばれるもので、安定ヨウ素剤として製剤されているヨウ化カリウムやヨウ素酸カリウムとは異なるものであり、効果を期待できないばかりか、そもそも経口薬でなく、外用消毒薬のため、飲み込むと消化管などに対して毒性を発揮する可能性があります。

Q. 放射線の安全規制値はどのようにして決められているのですか？

　放射線安全に関わる規制値は、さまざまな国際的組織の勧告や提言に従って制定されています。過去50年以上にわたって科学者が行った原爆被爆者などの疫学調査や、放射線の生体影響研究で得られた膨大な研究成果を、国連および国際放射線防護委員会（ICRP）などの専門家が収集して解析し、その結果を定期的（およそ10年ごと）に放射線の人体への影響に関する勧告として出しています。

　この勧告を受けて国際原子力機関（IAEA）などの国際機関がさらに検討して、安全のための規制値を国際的に提言します。その

提言を受けて各国が自国の判断で規制値を定め法制化しています。わが国もICRPの勧告を受入れて安全規制値を作成しています。その安全規制値は、一般人に対して年間1ミリシーベルト、放射線業務に従事する者（放射線業務従事者）に対して平均で年間20ミリシーベルト（5年間で100ミリシーベルト、ただしどの年も50ミリシーベルトを越えない）とされています。

　放射線の影響は、ある一定の線量以上を浴びたときにだけに現れる「確定的影響」と、被ばく線量に比例して発症頻度が上昇すると仮定されている「確率的影響」に分けられています。確定的影響が100ミリシーベルト以下で現れるという報告はありません。一方、がんや遺伝性（遺伝的）影響は確率的影響と言われ、「どんなに低い線量の被ばくであっても被ばく線量に比例して発症頻度が上昇する」と仮定されています。しかし、実際は、疫学研究でも実験研究でも、100ミリシーベルト以下の被ばくで、統計的に有意な（差があると言える）影響が観察されたことはありません。したがって、この100ミリシーベルトが人に健康影響を及ぼさない放射線量、つまり安全の境界目安とされています。実際の規制値が、疫学調査研究や実験の結果で人体に影響が現れない100ミリシーベルトより小さい値となっているのは、より一層安全側に立って規制するという厳しい考えを採用しているからです。

　一般人に対する規制値である年間1ミリシーベルトは、自然放射線による被ばくとほぼ同じレベルです。自然放射線とは、宇宙線、大地、空気、および食品や水に由来する放射線で、その量は、地域や標高などによっても異なりますが、日本での平均はおよそ2.1ミリシーベルトです。例えば、標高が高い地域では宇宙線により、花崗岩が多い地域では大地からの放射線により自然放射線量は高くなりますから、地域によって自然の被ばくが年間1ミリシーベルトくらい違う場合は普通に見られる事象です。したがって、一般人に対する規制値の年間1ミリシーベルトというのは、「放射

線事業者に対して放射線業務を行うにあたっては、一般人の生活地域に対して放射線量が自然放射線レベルにとどまるように保ちなさい」という意味であると言い直すことができます。

　ICRP は、福島第一原発事故に対して放射線防護の考え方に関するコメントを出しました（http://www.icrp.org/）。その内容によると、従来通り緊急時は 20 〜 100 ミリシーベルトの線量の範囲に対応基準の境界を設定して防護を徹底するように勧告しています。これは緊急時と平常時を区別しつつ、いかなるときも放射線の被ばくを健康影響が現れないレベルに抑えるように対応することを求めているということです。

5. 食品と内部被ばくについて

Q. 食品の規制値はどのように決められているのですか？

国際放射線防護委員会（ICRP）は、一般公衆の年間被ばく限度（自然の被ばくと医療被ばくを除く、追加的な被ばく）を年間1ミリシーベルトと勧告しています。福島第一原発事故以前は日本の国内の食品に関する明確な基準はありませんでしたが、事故直後に暫定基準値として年間5ミリシーベルト未満を担保する濃度が提示され（緊急時の規制としては厳しいランクの基準です）、その翌年からは、平常時の基準として年間1ミリシーベルトを担保する基準値となっています。

その算出根拠ですが、厚生労働省食品安全委員会によると、食品項目ごとに、食べた量の半分が基準値上限の汚染になっているケースを想定し、年齢ごとの実効線量換算係数と摂取量から、被ばく量が最大となる年齢で、年間1ミリシーベルト以下を担保できるようにして決めています。表11で、アンダーラインの値が基準となり、その値を丸めて基準値が決められています。なお、牛乳と乳製品は乳幼児の被ばくをさらに抑える（流通品の100％が基準値レベルの場合も担保する）という目的で、一般食品の半分に設定されています。さらに飲料水については、世界保健機関（WHO）のガイダンス基準を採用して10ベクレル/kg（年間1ミリシーベルトよりはるかに低い値）になっています。

被ばくが最大となる年齢が食品項目ごとに違うため、実際には、食品の半分が基準値ぎりぎりの汚染を含む食材であったとしても、どの年齢の人も年間1ミリシーベルトには遠く及ばないということになります。

表11 一般食品（野菜・穀物・肉魚類）の年間摂取で1ミリシーベルトとなる限度

年齢区分	対象者の性別	限度値（Bq/kg）
1歳未満	男女平均	460
1歳～6歳	男	310
	女	320
7歳～12歳	男	190
	女	210
13歳～18歳	男	<u>120</u>
	女	150
19歳以上	男	130
	女	160
妊婦	女	160

上記の最小値	120
基準値	100

　なお、現在の基準値は、放射性セシウムを基準として計算されていますが、実際には他の人工放射性物質も含んだ上での基準値として扱われています。というのは、平常時において他の人工放射性物質は放射性セシウムよりも存在比がはるかに小さいため、量が多くて検出もしやすい放射性セシウムで制限すれば、その他も十分制限可能であるという判断からです。

　実は、日本のように、食品項目を大きく「ひとまとめ」にして規制値をかけている国の例は少なく、国民の摂取量に基づいて飲食物をもう少し細かくグループ分けして定められている国の方が一般的です。

Q. 福島第一原発事故の汚染が広がりましたが、今後、東北・北関東地域の農産物や海産物を食べ続けて、健康への影響はありますか？

　このまま福島第一原発事故が収束に向かう限り影響は考えられません。特に土壌の放射性セシウムは、粘土質に吸着されて植物に吸い上げられにくくなっているため、農畜産物が汚染されることはまれになってきています。ただし、野生のキノコは、チェルノブイリ事故のときも高いレベルの汚染が長期にわたり検出されましたので注意が必要です。魚介類についても、水揚げ時のサンプル調査が続けられており、その結果で出荷の適否の判断が行われています。

　したがって、市場に流通している農産物・海産物は基準値以下のものです。ご自身やご家族が食するかどうかは、「出た・出ない」ではなく、そのような測定結果を見てレベルで判断するべきです（検出限界等については解説編をご覧下さい）。なお、福島原発の排水口付近や沖合での海水ならびに海底土中の放射能濃度も定期的に発表されていますので、その推移を原子力規制庁のホームページで確認することも参考になります。

　チェルノブイリ事故のときのわが国の輸入制限は370ベクレル/kgでしたが、実は、欧州ではこの10倍の汚染レベルの食品も食されていました。それでも健康影響は出ませんでした。ただし、そのことが今後の安全を保証するものではありません。放射線は、目に見えないものですが、放射線ほど少ない量を敏感に測定することができるものはないといえます。ですから、食品等に汚染の可能性が考えられるときは、その放射線量や放射能を測りさえすれば、人体に影響を与えるような汚染があるかどうかは容易に知ることができます。今後のきめ細かい測定に加えて、私たち自身がその数値を適切に判断できるようになることが大切です。

Q. 福島市内の住民の尿から放射性セシウムが微量ながら検出されたと聞きました。体内に微量の放射性セシウムがあると、どの程度の健康影響があるのでしょうか？

　セシウムはカリウムと化学的に同属の元素で、性質が非常によく似ています。従いまして、放射性セシウムは、体内では、必須のミネラルであるカリウムと同じ動きをして、全身に均等に分布します（見かけ上は、量の多い筋肉に集まっているように見えます）。

　ご質問の報道で、尿から放射性セシウムが検出された方の被ばく量は、今後新たに摂取しなければ、飯舘村近辺の方で100マイクロシーベルト以下とされています。福島市内の方では、全身で数十ベクレル程度の放射性セシウムと推測され、被ばく量は幼児で数マイクロシーベルト程度（成人ならば1マイクロシーベルト以下）と推定されますので、いずれの場合でも特に健康影響は表れないレベルです。

　そもそも体内には、天然に存在する放射性カリウム（カリウム40）が大量にあります（成人男性で約4000ベクレルです）。もちろん、普段の食品中にも数ベクレル/kgから700ベクレル/kg程度までの濃度で天然のカリウム40が含まれています。そのカリウム40によって、私たちは年間で約180マイクロシーベルトの内部被ばくをしているのです。

　放射性セシウム（セシウム134やセシウム137）とカリウム40は、ともによく似た変化（ベータ壊変）に続いてガンマ線を出します。また、カリウム40は、放射性セシウムよりも強いガンマ線を出しています（ただし、同じベクレル数あたりの放出ガンマ線の量はセシウム137の約1/5です。そのため、同じベクレル数を摂取したときの被ばく量（シーベルト）は放射性セシウムの方が約2倍になります）。そのようなカリウム40が存在する体内に、

カリウム 40 と性質がよく似た放射性セシウムを数ベクレル〜数十ベクレル取り込むということは、もともと体内にあったカリウム 40 が、数％程度増えるということと大差ありません。ですから、今回報告されている程度の体内の放射性セシウムによって何かの影響が出るということは、生物学的には考えられません。

6. 放射線被ばくと「がん」について

Q. 放射線は遺伝子に傷をつけると聞きました。万一、その傷をうまく修復できなかったときは、高い確率で「がん」になってしまうのでしょうか？

　ご質問のとおり、放射線は生物の設計図である遺伝子（DNA）に傷をつけます。その傷のほとんどが、細胞が持っている修復機能で直りますが、まれに失敗するときもあります。しかし、万一修復に失敗しても「がん」になるためには、さらにたくさんの悪い変化（それぞれは滅多に起きません）がいくつも積み重なる必要があります。

　「がん」になるまでに必要な出来事をいくつか例示しますと、下記のようなものがあります。

1) 修復に失敗した細胞は、通常ならば自ら死んで体内から消えますが、何らかの原因でそれがうまく機能しなかったときに「がん」への第1歩が踏み出されます。
2)「がん」は細胞増殖の異常ですから、その細胞がどんどん増殖できる力を獲得する必要があります。
3) 身体を作っている細胞には寿命があり、ある回数以上分裂（増殖）することはできなくなっています。がん細胞はいつまでも増え続けなければならないので、「がん」になるには細胞の寿命を乗り越えて、無限の命を獲得しなくてはなりません。これには普通の細胞は絶対に使えない遺伝子のスイッチを入れる必要があります。
4) 身体には異常な細胞を見つけ出して排除する免疫のしくみもあ

りますが、「がん」が育つにはその監視からうまく逃れる必要があります。

　上記以外にも分化状態が変わるなど、必要な出来事が複数あり、それがほぼ全て揃ったときに「がん」が発症するのです。しかも、「がん」の全てが生死に強く関わるわけでもありません。
　実は、普段の生活の中で、私たちの身体の遺伝子（DNA）には、たった1時間で何千個もの傷がついています。その主な原因は放射線ではなく、酸素呼吸で生じる活性酸素や太陽の紫外線などです。私たち日本人は、そんなにも多くの遺伝子の傷を受けながら（おそらく、たまに修復に失敗しているはずです）80年近く生きても、生涯に「がん」になる人は半分しかいないのですから、「（修復の失敗＝がん）ではない」とご理解いただけるかと思います。
　このことは、裏を返せば、「もし、放射線被ばくによってわずかのリスクを受けたとしても、受けたリスクはその後の生活でキャンセルできるし、対応の選択を誤るとリスクを増強してしまうことだってありうる」ということにもなります。発がんリスクをキャンセルする（減らす）のに有効なのは、栄養バランスのとれた食事、適度な運動、規則正しい生活習慣、そしてストレスの少ない暮らしなどです。発がんリスクを低く保つのであれば、喫煙（受動喫煙を含む）を避けることはいうまでもありません。

第3章　市民と研究者の座談会から

　今回の経験を未来へつなげるために、2014年2月22日、福島県西白河郡西郷村にて、福島第一原発事故を受けて独自にリスクコミュニケーションに関わってきた放射線の生物影響研究者と、福島県内で自立して状況理解と対策に取り組んできた市民代表者との座談会を開催しました。研究室を飛び出した研究者と、市民のリーダーがどう行動したのか、原発事故の当時に何がわからなくて何が問題であったのか、これからのためにできることは何か、をテーマに展開したやりとりを掲載します。

座談会出席者（五十音順）
　　　宇佐美徳子　（高エネルギー加速器研究機構）
　　　柿沼志津子　（放射線医学総合研究所）
　　　島田　義也　（放射線医学総合研究所）
　　　鈴木　啓司　（長崎大学）
　　　田内　　広　（茨城大学）
　　　七海　仁一　（福島県郡山市）
　　　松本　智裕　（京都大学）
　　　松本　英樹　（福井大学）
　　　松本　義久　（東京工業大学）
　　　馬目　与市　（福島県伊達市）
　　　三谷　啓志　（東京大学）
　　　渡邉　正己　（京都大学）

1. 2011年3月の原発事故を受けてどう行動したか

(1) 研究室を飛び出した研究者の行動から

田内　広（茨城大学）：私は福島県の隣の茨城県に住んでいますが、原発事故の映像は震災に伴う停電で見ることができず、ラジオで話を聞いていました。3月15日に大量の放射性物質が茨城県にも来て、まさか水戸でそんなに空間線量率が上がるというのは予想していなかったため、本当に驚きました。この日の朝に大学で実験室の管理に使っている線量計で線量率の上昇に気づき、茨城県のモニタリングをやっている環境放射線監視センターに電話をして、これは本当に上がっているのか？　という確認を取りました。実は、朝の段階では茨城県内ではあまり報道されてなかったのです。私自身、子どもたちをどうするべきか一瞬迷いましたが、状況を見ると決めて、子どもたちを学校へ行かせました。

　茨城大学の教職員もどうしてよいかわからないということで、それなりのアドバイスもしましたし、大学としてどうあるべきかということもいろいろ伝えてきたつもりです。そうこうしているうちに知人を通じてスポーツ団体や生協から、「説明が足りない」、「情報が足りない」という話を聞き、一緒に説明に回ることにしました。生協の方と一緒に回ったことで、生産者と消費者、板挟みになっている生協職員の方などさまざまな立場の方と対話ができて、私自身、非常に勉強になりました。残念なのは行政の対応です。自治体はそれなりに頑張っていたと思っていますが、国のレベルになると全く情報を出せてないし、適切とは思えない対応もたくさんあったと思います。国民全体に正確に伝えていくという意識が足りなかったように思います。

学術団体が早期に動けなかったというのも個人的には非常に残念に感じていますが、あの状態では私自身や家族が当事者でもあり、とてもそこまで頭が回っていなかったのも事実です。

松本義久（東京工業大学）：私は原子炉工学研究所にいますので、当初は他の研究者がマスコミなどから要請を受けて解説に出向いているのを見ていました。初期は原発がどうなるかに注目されすぎて、生物影響まで話が行き届いていませんでした。ところが、3月15日に東京でも空間線量率が上昇して、放射線の人体影響についても解説が必要なので出演してほしいという依頼をテレビ局から受けました。副所長の承諾のもとに個人として対応を始め、以来、情報の解釈を伝えることに努力してきました。東京でもパニックに近い状況で、放射線の影響そのものよりも、「放射線を恐れるあまりに出てくる影響」というのが非常に大きかったと思います。原発敷地内の線量が報道され、注水も不十分、消防や自衛隊の作業者の被ばくに対する心配が伝えられ、彼らの無事と作業の成功を祈っていました。

　被ばくに関する事項をどう伝えるかに苦心しました。100ミリシーベルト未満の影響、その後に出てきた食品の暫定規制値などです。番組スタッフは一般の人たちの視点を持っていますから、暫定規制値の放射能を含む食べ物があったとして、それを食べて内部被ばく線量が100ミリシーベルトになるには、結局膨大な量を食べなければならないというような説明を繰り返していたように思います。

　3月17日に南相馬市長と対話し、空間線量率が3マイクロシーベルト毎時だということでトラック運転手が怖がって荷物を運んでくれない（郡山止まりであった）、かといって取りに行くにもガソリンも届かない、「国として運転手の安全レベルを保証して欲しい」という内容を伺って、「科学者個人の立場で保証する」と発言しました。これが「聞かれたことに対して答えるレベル」

から「自分から伝えるレベル」への変化でした。これには賛否両論が巻き起こり、大学への苦情も寄せられ、大学からテレビ出演をできるだけ控えるようにとも言われました。どういう思いでテレビ出演しているのかを学長に伝え、結局、事前報告という条件付きで出演してもよいということにはなりました。

　東京の水道問題（注：3月23日に東京の水道水から基準値超えの放射性ヨウ素が検出されたこと）では、都知事が乳児への摂取停止を勧告し、母親の間に不安が広がりました。もっと適切な説明ができなかったのかと思いつつ、番組で水の説明をした際に、番組の最後に3つの言葉「本当は怖い放射線（原発サイト）」「本当は怖くない放射線（東京など、そのために大事な物を失っている）」「お守り（修復：生命が出会ったあらゆる危機に対応する力、つながり）」を述べました。

　このような経験を通じて、原発事故の初期に必要なこと、ある程度時間が経ってから必要なことなど、原発事故からの時間経過に伴って、対策だけでなく一般の方々へ伝えるべきことも変わるということを強く感じました。

島田義也（放射線医学総合研究所）：私の所属する放射線医学総合研究所は、現地への緊急被ばく医療チームの派遣、政府・自治体への対応、そして、電話相談の対応をしました。電話対応は3月13日からでした。ところが福島の地図がなく、地名を言われても原発との位置関係がわからない。地元の人から「原発はどうなるの？　今後どうしたらよいの？」と聞かれても、我々の専門は生物学なので、今後の原発の予測なんてできなくて、現地の線量率とか、飛散した核種とかを十分わからないまま、限られた情報で不十分な説明しかできなかったことを苦々しく思いました。

　政府が一丸となっていないように見えましたし、研究者・学者の意見も一致していないと感じました。緊急時には一致した

科学的なコンセンサスが得られるように、普段からエビデンスを整理して、ある程度ベクトルを合わせて一丸となって対応することが大切だったと感じます。個人個人でなく、学会や学術会議、国際放射線防護委員会（ICRP）の日本人メンバーなどが協力して発信することがあれば、ここまで混乱しなかったと思います。

　情報が断片的で、研究所にくる情報も、質問に対する説明としてはデータが足りなかったり、電話対応で提供した後にそれを打ち消す情報、例えば、メルトダウンのようなことが出てきたりして、信頼が一気に崩れてしまったこともありました。また、放射線の関連機関の横の連携も不足していたと思います。

　また、関西の某大学の研究所に放射線の健康影響について公開講座の講演を頼まれて、会場へ行ったら街宣デモに遇いました。デモについての事前の説明もなかったので面食らってしまいました。その研究所には、説明できる学者が何人もいるので、わざわざ私に講演させるのではなく、学者が自分たちの責任で講演し、市民の方に対応してほしかったと思います。研究者間の信頼関係を崩すような行動は控えるべきです。

三谷啓志（東京大学）：私は千葉県柏市にあるキャンパスでメダカを用いた放射線生物学を研究しながら、放射線取扱主任者としても業務をこなしていました。そのおかげで以前から学内の関係者のつながりもありました。地震に続いてのキャンパス停電に対応し、さらに学生の安否確認にあたりました。岩手県大槌町の東大施設（大気海洋研究所・国際沿岸海洋研究センター）が地震で壊滅的な打撃を受け、その学生をどう受け入れるかとか、卒業式や入学式をどうするか、さらには授業開始時期など、会議で延々と議論をやっていました。14日に、帰宅したところに、大学から「放射性同位元素実験室から出られない」との連絡が来ました。室外からの放射線のために、ハンドフットク

ローズモニタ（汚染検査装置）のアラームが鳴りロックが解除されないというのです。これで柏にも大量の放射性物質が来ていることを認識しました。

その後は、キャンパスで空間線量率を測定する活動を始めましたが、21日に線量率の上昇を確認して公開したところ、「柏でそんなはずはない」という問い合わせが殺到しました。当初は、柏キャンパスで放射線漏えい事故があったのではというデマも出回ったほどです。その後は柏市の相談役としても大学で対応しました。6月にはキャンパス内の保育園が飛び抜けて線量率が高いとの通報が来て急行しました。原因は、洒落た建物で雨樋がなく、雨水を集めて滝のように地面に落とす構造だったためでした。雨水の落ちる地表が20マイクロシーベルト毎時を超えていて、すぐに除染をするとともに、母親からの相談に対応しました。集まったのは十数人でしたが、納得いくまで話をした結果、落ち着きを取り戻したように思います。このことは周囲の市民の状況理解にもつながりました。

振り返って今、心残りなのは留学生への対応です。留学生の多くが帰国し、退学者も出ていました。原因のひとつは、彼らに情報が届いてなかったことです。英語で納得いくまで説明するのは難しいし、ホームページで説明情報を出すこともできず、留学生の不安に対応できませんでした。後になって留学生との相談会もやりましたが、初期に対応できなかったことが心残りです。また、将来のために記録をきちんと残すことができたかが心配です。除染した土などを何処へ移動したかの記録が消えつつあるのではないでしょうか？

今回の対応を見ていて、研究者としていくつかタイプがあると思いました。1つは、断定できないものを発言しない「サイレントマジョリティ」、2つめは、情報発信に務めるのですが、「市民を守りたい」という気持ちが強く先行するタイプ。私個人と

しては、科学者として、再現性のあるデータや総合的なデータに基づいて、何がわかるのかという説明を科学的にするのが使命だと思っていたのですが、なかなかこの態度は一般市民に通じなかったのが実感です。また、話し手の肩書き、見た目、感情表現によって聴衆の判断が変わるということを感じました。これにどう対処するかが課題だと思います。

柿沼志津子（放射線医学総合研究所）：私は、最初の1か月は休みなしで電話相談に対応しました。皆ボランティアで、普段顔を合わせない研究所員が集まって、互いに教え合いながら対応しました。電話を受けてショックだったのは、「放射線がうつる」と思っている人がすごく多かったことで、これはきちんと説明しなくてはと思いました。「うつる」という話では、福島県南相馬市から避難してきた子どもが千葉県船橋市内の公園で遊んでいるときに、その子どもが福島から来たことがわかると、地元の子どもが「放射線がうつる」と逃げていったということがありました。子どもは、放射線について知らないはずで、家庭での大人の間違った理解に基づく会話などから「うつる」と思ったのでしょう。結局、この家族は、福島市へ再び避難したそうです。10年後には、正しい理解が浸透し、このようなことがないように願っています。また、東京の水道で放射性ヨウ素が高く出たときに、小学生くらいの子どもからの「自分はこれで死にますか？」という電話に対応しました。その子は昼間から何度もかけていたようで、いろんな対応者の説明にどうしても納得できなかったようです。夜遅くの電話でしたが、かなり長く話しました。ベクレルの数値が大きい数字になる理由とかもじっくり説明しました。その後電話は来なかったのですが、本人が納得したくてかけてきている印象的な電話でした。

渡邉正己（京都大学）：今、柿沼先生の言われた「放射線がうつる」ということに関して私もひとつ経験しました。2013年に郡

山市の小学校で授業をしたときに、「放射線を知っていますか？」と尋ねると、ほぼ全員の子どもたちが手を挙げて、「バイ菌とかウイルスのようなもの」と答えました。「なぜそう思うのですか？」と聞くと、「うつるから」というのです。明らかに間違っているので、授業の後で先生に聞いてみると、「そんな指導はしていません」との回答でした。しかし、私はちょっと疑っています。やっぱり教育の現場が重要な意味を持つと思います。

三　谷：「外から帰ったら手を洗いなさい」という説明をしていると、子どもたちはウイルスやバイ菌と同じだと受け取ってしまうのかもしれませんね。

柿　沼：パンデミック対策のスーツと除染のタイベックススーツが同じ服装なので、「うつるもの」という誤解も出るのではと思います。いっそのこと、スーツの色を変えるだけでもよいのではないかと思います。「うつるもの」と「付着するもの」の違いをきちんと説明しないと。

松本（義）：3月15日にテレビに出たときに、同じ東工大の先生が「放射性物質は花粉に似ている」と説明をしました。確かにこれならウイルスとは違うことがある程度理解できると思いました。ただ、わかりやすく伝えようとして例える中から誤解が生じることもあります。「例え」である以上、絶対違うところもあって、どこが違うかという補足は非常に重要なのかなと思います。根本には科学的に正しい教え方が必要ですね。

渡　邉：花粉が放射性物質を持ってくるという話もありましたね。

松本（義）：僕は花粉症の方が心配ですね（笑）。

田　内：ベクレルが1キログラムあたりでの表記ということも混乱を生んだ原因のひとつと思います。1キログラムもの花粉が付着したり、そんな量を吸い込んだりしませんから。

渡　邉：だから汚染量のベクレルは、「あったか。なかったか」

になってしまうのですよ。それがどれだけの放射線の量にあたるかという説明をほとんどしないから問題が起きるのです。

宇佐美徳子（高エネルギー加速器研究機構）：私は茨城県つくば市にある研究所で被災しました。実家は宮城で、福島にも親戚がたくさんいて、身内のことが心配で落ち着かない時期を経て、ようやく落ち着きかけたときに、放射線影響学会のQ&A活動を知ってすぐに参加しました。その頃は、研究所の電力制限のため、2週間ほど出勤できない状況が続いていました。友人や親戚は、私が放射線のことをよく知っていると思っているので、メールや電話で相談を受けていました。ただ、皆さんもそうだと思いますが、専門とはいえ、このような事故の経験は初めてのことです。そこで、まずは線量の情報を得ることに注力しました。私の研究所では、比較的早い段階から空間線量率の測定結果をグラフの形でホームページで公表していたので、動向がわかりやすく助かりました。そういう情報を周りの人に伝え、「一時的に上昇した線量の数値情報だけ見て驚かないように」ということを話すようにしました。

　最初は情報が少なかった一方で、その後は、垂れ流しの情報がありすぎて人々が情報を選べない、発信者もバラバラという状況が続いたと思います。受け手にとっては、発信者が信頼できるかどうかがひとつの判断基準であり、研究者や医者のような社会的に信頼のある方が不用意な情報を出すことにより問題が大きくなった例もあると思います。また、私の研究所には物理系の人が多いせいか、生物の持つ修復能力をきちんと理解できていない研究者の方もいました。我々は生物と放射線の関係を研究していて、生物の持つ力を実感として理解していましたから、それを組織として伝えることができればよかったように思います。

　ちょっと話が変わりますが、私はかつて、帰省するときに福

島第一原発近くの国道を車でよく通っていました。「こんなに原発があるのだから、この辺の自治体には、それなりの知識を持った人がいるはず」と思っていたのですが、蓋を開けてみたらそうではなく驚きました。政府のスポークスマンであった官房長官の「直ちに影響がない」という発言も、彼は内容を理解して発言していると思っていましたが、実は何も理解していないままに発言していたと聞き、また驚きました。そういう人たちに知識を伝えることを、研究者は怠っていたのかなという点が反省として残っています。

松本英樹（福井大学）：私は、1号機爆発のニュースで、神奈川にいる家族を心配しました。それで、すぐに両親にはパスポートをとるように連絡しました。「万一」を意識したのです。一方で、地元の福井県内は冷静でした。原発が全国一多いので、ある程度の教育がされていたように思います。きちんと状況を見ている住民がほとんどで、大学への問い合わせもほとんどありませんでした。敦賀の幹線通りにはゲートがあります。避難した住民はすぐには戻さないで関係者だけで対処する体制など、事故を想定した対応がされているのです。

松本（義）：福井県が冷静だったのは、地理的に離れていたこともあるのではないでしょうか？ それと地震の揺れも関東・東北の恐怖に拍車を掛けたように思います。福井では原発とずっと付き合ってきたことによる生活の慣れとしての認識もあったのではと思います。実際に、敦賀で話すことがあったのですが、そんなに知識は高くなかったです。

松本（英）：私は、福井県の嶺南地方の方から、原子力事故に対する対応は、個人活動としてではなく、地区単位で情報を共有してあたることになっているという趣旨のことを聞きました。事故対応としてやるべきことだけは理解できていたということですね。知識というよりも。

柿　沼：福島県では、大熊町、双葉町は原発事故の避難訓練を定期的にしていました。放医研からもヘリコプターが参加したりして行われていたと思います。一方で、浪江に住んでいた方は、「今回、事故後に勉強したことが、あらかじめ自分たちに知らされていたら、もうちょっと違う行動が取れたと思う」と言っておられました。だから、私たちが、教育者や科学者として、今後どのように行動するかを考える上で、子どもたちをどう教育するか？　一般の人にどう伝えるか？　これらは、私たちが考えていかねばならないすごく大切なことだと思います。

渡　邊：最近、南相馬で開かれたあるシンポジウムに出席しましたが、そこで、市長が「事故直後には、市から住民に避難の指示はしなかった。市ができたのは、しばらく経ってから残った人たちへの対応だけだった」ということでした。多くの市民は、自分たちの判断で飯舘方面へ逃げたということでした。理由は、中央（国や県）からの情報はいくら待ってもこなかったので、市はどうすればよいのか判断ができなかったというのです。わが国に作り上げられていた、「国⇒県⇒地方自治体⇒一般市民」と動くはずの、広域緊急事態に対応するシステムが全く機能しなかったということです。

　茨城県東海村で JCO 事故が起きたときも、中央からの指示がほとんどなくて同じような状況だったと聞いています。ところが、その事故の反省のもとに設置されたオフサイトセンターも機能しなかった。つまり緊急対応ができてなかった。緊急時の対応については素人だらけだったということが露呈されました。この問題点はきちんと洗い出しておく必要があると思います。

松本智裕（京都大学）：実は、僕は、水疱瘡にかかって事故の前後 1 週間ほど出勤停止になっていて、大学での最初の対応は 3 月末でした。マスコミから食品汚染に関する問い合わせの電話があって、放医研に聞いたらどうですかと言ったのですが、「先

方は忙しくてインタビューができない」と言われ、関東エリアが大変なことになっているのを把握しました。その後、留学生の間に帰国・退学の動きが出てきて、関西エリアの留学生を集めて3回ほど説明会を開催しました。ヨーロッパの人は、原発事故というとチェルノブイリのイメージを抱いています。また、彼らは牛肉・ミルクの摂取が多いので、「今の日本の基準は外国人を考えていない」との発言がありました。そのときは、海外の基準を知らなくて反論できなかったのですが、この段階で欧米よりも厳しい基準だったのですよね。そのときに勉強不足だった自分を悔しく思います。

　また、4月初めに東京で講演する機会がありました。プログラムは原発事故前にアナウンスされていたもので、そこに人体影響を入れるかどうか迷った挙げ句、研究の話だけにしました。そうしたら聴衆の方たちは意外に冷静かつ論理的に理解していたのです。そこに来た人は知的好奇心の強い人たちですから、「とにかく大変だ」という思いに縛られていた前述の留学生とは対照的です。情報を受け取る側の違いを痛感しました。

鈴木啓司（長崎大学）：長崎大学では、震災発生後、翌3月12日に大学病院の緊急医療チーム（DMAT）を出動させました。さらに13日には、水産学部の練習船「長崎丸」を派遣することが提案され、翌14日には、被災地に向けて出港しました。このとき、放射線の専門家として、派遣チームに向けてのレクチャーをするよう依頼があり、急ぎ準備をしたのを今でも昨日のように覚えています。結局自分は派遣チームからは外れたのですが、緊急時の対応は、普段からの備え（心構え）がないと到底できないという感を強く持ちました。

　その後は、時間を問わず掛かってくる電話対応に苦慮しました。すでに、教室主任は福島に派遣されていて、大学にかかってくる電話の大半が私にまわってきました。普段、研究者相手

に議論している私にとっては、相手の言い分を理解することでさえ、とてつもなく長い時間がかかったように思えました。しかも、原子炉がどうなるかなどの専門外の質問に対して、「知らない」ということの難しさや、放射線の影響を問われたときに「わからないと言う」ことへの申し訳なさは、今後ずっと忘れることはありません。

(2) 状況に正面から向き合った市民の行動から

七海仁一（郡山市民）：私は地元の郡山市にいて、食べ物やガソリンがない一方、家は大丈夫で電気も通っていたので、ニュースを付けっぱなしで毎日見ていました。爆発の映像もフィクションを見ているようでした。インターネットを使って放射性物質やその動き、チェルノブイリでの事例などを夜も寝ないで調べまくりました。

3月14日、3号機が爆発した夜、まだ放射性物質はあまり来ていなかったと思いますが、親戚の子どもをどうするかで親族会議を開き、小さい子どもたちを私が足利市の親戚まで送ることにしました。ガソリンがなかったので、足利市がぎりぎりだろうということです。何とかガソリンを調達し、往復10時間かけ、子ども12人とコメ、おむつ、飲料水、布団など、車に積んで親戚にお願いしてきました。そうしたら翌15日から放射線量率が上昇し、「間に合った」と思いました。このような行動をとった理由は、野生の勘です（笑）。子どもたちを守れてよかったと思いました。

15日は雨が降っていて、放射性物質が雨水と一緒に降下するという情報をネットで見つけ、ネットで線量計を探し、通常の5倍位の価格でしたが購入しました。線量計を見て本当に数字が上がっていることを実感しました。それを使っていろいろなところを測りまくり、雨によって線量分布が変わることに気づき

ました。雨に当たらなければ線量は低いこと、外靴で入っても玄関の線量は高くないことから、衣類の汚染は大したことがない、つまり放射性物質は空中を飛んでいなくて雨で落ちた分だけだと感じました。そこで、地表面に落ちたものをどうにかしようと、ブラシで洗ってみたり土を削ってみたりいろいろ実験をして、表土除去に思い至り、郡山市長に提案しました。最初に表土除去をしたのは郡山市だったのですが、それは私の提案がきっかけでした。

　自分たちの避難は最初から考えていませんでした。小さい子どもたちは遠くへ移動しましたし、地元を守りたいという気持ちが強かったからです。某科学者のブログには翻弄されましたが、他の情報から、国や県などの公式情報には大嘘はないだろうと判断し、その説明を信用することにしました。それで、1ミリシーベルトの意味を自分で調べ、1ミリシーベルトとは、放射性物質を取り扱う工場や病院で漏れても良い限度であることと理解しました。だから1ミリシーベルトを超えたからといっても、排気ガスなどを多少吸ったのと同じで、ずっと吸い続けなければ人体に影響はないのかなというふうに理解し、そんな情報をメールマガジン（会員約100人）に毎日流しました。換気扇を切るとか、エアコンは外気が入らなければ大丈夫といった情報です。こういった情報は知り合いには喜ばれました。自分で理解した分、内容がぶれるマスコミとは違う一貫した発信ができたからだと思います。

渡　邉：私が感心するのは、科学者でもきちんと科学的事実を論理的に組み立てて発信できない人が多くいたのに、放射線という意味では一般人の七海さんが自分で判断し行動をされた点です。除染を担当している業者でも、線量計の針が振れるのを見て、いまも原発事故現場から放射性物質が飛散してきていると住民に説明する、線量率の意味が理解できていないなどの例

もあるのに、七海さんがやられたようなことは本当に素晴らしいと思います。

宇佐美：七海さんのように論理的に考えて行動できる市民の方がもっといてくれればと思います。情報は「情報」でしかなく、それを集めて今の状況を考えるということが大事なのかなと思います。

柿　沼：七海さんのメールマガジンは、受け手が顔見知りであることも重要なファクターだと思います。お互いに知っている人同士の情報がすごく大切だと、今改めて思いました。

馬目与市（伊達市民）：福島県伊達市に住んでいます。結局大それた行動はできてない気がしますし、何が良かったかはいまだにわからないのですが、とにかくできることをやっていたと思います。震災時には県外へ出張中で、何とかレンタカーを調達して、震災翌日（3/12）の夜に福島に戻ることができました。その途中に原発事故をラジオで聞き、急いで車の窓を閉めた記憶があります。

　まずは、家族の生活を優先しました。電気も水もなく震災2日後（3/13）には近くの川で水を汲みました。また、中学校のPTA会長をしておりましたので学校に行きました。近くの病院の患者さんたちが学校の体育館へ避難しておりました。幸い先生方も無事でした。翌週（3/14）からは会社の立て直しに取り組みましたが、社員食堂の運営も滞り、食料不足からしばらく休業することとなりました。水曜日（3/16）に会社の線量計で線量の上昇を確認しましたが、市民の多くの方はその情報もないままで水汲みやスーパーに並んでいました。金曜日（3/18）に娘の高校受験の発表があり、線量が高いとわかりつつも、発表を見て制服を買うために外出して外に並びました。このときは「みんな放射性物質を吸っているのだろうな」と思っていました。

その後、春休みの子どもたちを大阪の親戚に送ることにしました。ガソリンをかき集めて車で羽田へ連れて行きました。この道中のサービスエリアでは何となくまわりの車が「福島ナンバー」から離れているような気配を感じました。

　4月になって伊達市より線量が公表されました。安全か危険かよくわからない中で、みんな通学を開始しました。それで、何かできることを考え、まわりの学校のPTA会長と一緒に市長を訪問し、表土除去とエアコン設置をお願いしました。「学校を安全に」をモットーにPTAでも除染活動を行い、その後、町内会でも対応しました。

　それから、会社の同僚の線量計を借り、地域の線量を測定しマップを作成しました。ただ、危険なのかどうなのか、数値の意味は理解できないまま情報を発信していたのです。その後にQ&Aメンバーに講演会に来てもらうことになって少しずつ理解が進みました。でも、本当の意味を理解している市民は今でも少ないと思います。

島　田：伊達市には早くに研究者が入っていったと思うのですが、それは対応にどう影響したのでしょうか？

馬　目：そういう人たちが入ってきても市民レベルには届いていません。市長さんの知識にはなっていたと思います。Q&A相談会のようなものを伊達市に提案したのですが、結局、市の動きはなかったです。

松本（義）：放射能汚染マップを作ったということですが、配布は学校長の判断なども必要ではと思います。これはすんなりいったのですか？

馬　目：はい。校長も積極的に同意しました。学校で印刷して配布しました。新聞に川の線量が高いという記事が出て、通学路でもありますので測ってみたりしました。とにかく通学路を重点的に測ったのです。線量計がなかなか手に入らなかったの

で、測ったのはちょっと日が経ってからでしたが。
島　田：一人で測られたのですか？
馬　目：はい。周囲からはあやしい目で見られました。
渡　邉：馬目さんの町内では、早くから独自で除染を始められましたよね。除染の鉄則は、そのまま放置しないということですから、自分たちが勉強し、判断して、住民の力で実施されたのは感心です。
島　田：いわき市でも、郡山での例を紹介した上で、「行政の指示がないのなら、除染を自分たちでやってはどうか」と提案したら、お父さんたちが立ち上がって行動した例があります。
渡　邉：私が到達した結論は、科学者は科学的事実を淡々と伝えることに徹するべきだということです。一方で、行政判断は常に科学的根拠でなされるわけではありませんから、行政に科学専門官を置き、それをわかりやすく伝える体制が必要です。今回は科学専門官にあたる人たちがほとんど発信できていませんでした。規制に関わる行政官と、高所から判断する立場の科学者が重複していたことも機能不全の原因でしょう。結局、国からの責任ある発言はなく、涙の辞任とか、「審議会は出来レース」発言とか、市民に不信感を持たれる歪んだ発信へつながったのではないかと思います。
三　谷：福島で感じたのは、行政への強い不信感です。「行政は嘘しか言わない」という前提で話を聞く人が多いように感じました。
渡　邉：いまの福島の住民は、国を全く相手にしていないという空気を強く感じます。そこで、市民の直接の相手は身近の市とか県ということになりますが、そこの担当者に一生懸命質問しても、「たらい回し」にされ、部署によって全く違った答えが返ってきて、どうしたらいいかわからなくなってしまっているようです。これがまた不安と不満につながっているようです。

松本（義）：先ほど留学生の話が出ましたが、国際的な情報が欠けていたのは事実で問題だと思います。私は、3月17日に外資系企業から説明依頼があり引き受けました。ただ、生物影響のことはうまく話せたのですが、原発自体の内容になると説明できなくて苦労しました。

渡　邉：それは国の科学専門官がやることでしょう。誰が責任を持つのかが曖昧なままだったのです。我々のQ&Aホームページでも、知り合いに無理に頼んで中国語バージョンは出しましたが、英語やフランス語はできませんでした。ボランティアで参加してくれた大阪大学外国語学部の学生さんは頑張ってくれましたが、結局、放射線に関して基礎知識のある翻訳者がいなくて、毎日刻々と変わる状況変化に対応できませんでした。

松本（義）：最初に英語（外国語）情報の蓄えが必要だったと思います。

松本（英）：政府の危機管理に外国語発信が欠けていましたね。これは絶対あるべきだと思います。

渡　邉：当初、情報発信は文科省に任されていたのではないでしょうか。事故の直後、文科省から出されていた情報の間違いを指摘するとともに情報の出し方についての意見を持って担当部署を尋ねたことがありましたが、ソファーで知り合いの研究者がぐったりしていました。事故後から不眠不休で対応していたということでした。その後、「こういうことは個人でやることではない」と何度も言ったのですが、システムはできていませんね。

2. 事故対応：科学として何が問題だったか

渡　邉：端的に言うと、日本では放射線に関する教育システムがどんどん消えていったことが今回の混乱の最大の原因ということです。私は20年以上前から低線量放射線影響の教育と研究の重要性を訴え続けてきましたが、今回の事故でそのことを再認識しました。私が長崎大に移ったのは、長崎か広島ならそれができると思ったからです。しかし、結局うまくいきませんでした。大学の教授は理想に燃えて何かやるのかといえば、決してそうではないことを知りました。それで、京都大学ならそれができるだろうと思って移ったのですが、福島原発事故後に活動しようとしたら研究所からストップがかかるような状況でした。

　震災の起こった3月11日は私の誕生日で、地震と津波で原子炉が無事であるとは思えず、不安に思って原子力安全委員会の委員をしている先生に電話しましたが、どなたにも繋がりませんでした。そうこうしているうちに爆発事故が起きたのです。それで東京に出向いて委員に会い、空間線量測定はどうなっているのですかとお聞きしたのですが、線量については「どこかが測っている」との答えでした。こうした事故時には、事故直後の線量測定が極めて重要なので、メルトダウンしていれば、測定班を組織してでも線量をしっかり定点で計らないといけないのではないかという思いから聞いたのです。その足で文科省にいったのですが、そのとき、国は、測定値をただ流し、先ほど話したとおり知り合いの研究者がぐったりしている状況でした。それでまた原子力安全委員会の委員に、各部会の専門家を全員集めて対応するべきと提案したのですが、「呼ぶお金がない

のでできない」との返答でした。もう危機感が全くない。霞ヶ関はこんな状態でした。一方、日本放射線影響学会も、会長に連絡がつかず学会幹事も動けない状態でしたから、学会の有志で見切り発車したのがQ&A活動です。事故から1週間は毎日数百通の質問メールが来ていました（通算で7,500通）。このとき、考えたことは、学会にはいろんな考えの人がいるべきであり、一枚岩にはなれないということです。結果的に、有志が動いて学会がバックアップするという形になったので、この動きは良かったと思います。当初は、別の学会の先生にも加わってもらって一緒に始めたのですが、その学会の幹部からクレームがついて駄目になりました。いまだにその理由と、誰が言ったのかはわからないのですが。

　そうこうしているうちに、いろいろな問い合わせが来ました。福島県の教育委員会からは、新学期が始まるにあたって、「国からの指示が何もない。どうすればよいか」との質問があり、私の意見を述べた上で、「具体的な指示は文科省からもらうべきでしょう。期限を切って返事をもらいなさい」と回答しました。しかし、結局、学期が始まる日（4月6日だったと思います）までに「文科省から返事は来ませんでした」と聞いています。もっと切なかったのは、横浜の消防の人からの質問です。消防隊長の涙を見た隊員からの問い合わせでした。「私は、あの作業に携わっていたのですが死ぬのですか？」。それから自衛隊員の奥さんから、「今日、帰ってくる主人を家に入れて大丈夫だろうか？」という質問。もちろん、どちらも「全く問題はありませんよ」と答えたのですが、現場で大変な作業をする人たちに、正確な情報を与えていない可能性が高いことを強く感じました。

　さらには、最近、政府幹部の告白本をいくつか読みましたが、内容は自分の保身ばかりという感じがします。やるべきリーダーがやるべき活動をしなかったのです。

また、科学者が数値の説明をするのはよいのですが、その行政的な理由は、科学報道官が説明するべきです。しかし、日本にはそのシステムはありませんでした。今もありません。わが国に、緊急時のシステムをきちんと構築することが必要というのが私の一番の思いです。

松本（義）：政府の説明不足には本当に苦労しました。食品の暫定基準値も、元になる資料が見つかりませんでした。保健物理学会誌の総説を探し当てて、ようやく基準値の意味がわかりました。そもそも基準を出しておきながら、根拠の説明が一切ないのは問題です。

渡　邉：「年間20ミリシーベルト」もICRP勧告に沿って決めており、緊急時にその数値を選んだ理屈があるわけで、それをきちんと説明していれば理解してもらえたはずです。

松本（義）：会見の場に科学的な専門官はいないし、当時の官房長官の枝野さんも腰が引けていましたね。政府の危機管理能力不足を露呈していました。典型的なのは「直ちに影響はない」の一語。放射線の人体影響についての専門知識がないから、正直将来のことはわからないので、自信を持ってはっきりと言い切れない。これを見事に国民に見透かされていたのではないでしょうか。

渡　邉：官房の記者会見に専門家がいるべきですよ。いわゆる科学専門官です。科学的根拠がわからないまま、政治家が怖がって記者会見するようではだめでしょう。

松本（義）：根拠を説明しないのは逃げています。ただ数値を伝えることが正義だと思っていたのでは？　今回は複合災害で、リスク要因は放射線だけではなかったと思います。でも、その中で放射線だけが定量的である意味わかりやすかったのだと思います。しかし、数値の意味や健康影響との関係がわからないまま、いつもより高い、別の場所より高い、という事実だけが

独り歩きしてしまいました。

渡邉：例えば、わが国の法的な防護体系はICRPの勧告を受けて作られます。ここでICRPメンバーが国の法律策定にも関わると、自分で作った基準を自分で容認する形になり、妥当性を客観的に判断できません。人材がいないなら仕方ないが、放射線防護も放射線影響学も人材がたくさんいるわけでしょう。全部同じ人が勤めるのでは、危機管理につながらない。

　さらに言えば、今回の事故は、国の専門家をすぐに集めるほどの危機だったはずです。ですから、自腹でも原子力安全委員会の部会員を呼び集める必要があったと思います。おそらく多くの委員は首を洗って待っていたはずです。招集する立場にいる人たちは緊急事態と思っておられなかったのでしょうか？

　それに、確かに、今回、原子力安全委員会は、期待される働きをできなかったことは、明々白々ですが、なぜ機能しなかったのかを検証せずに、早々と原子力安全委員会を廃止したのか理解できません。その後、いままで原子力規制委員会が立ち上がりましたが、放射線の人体影響に関して原子力安全委員会が行っていたさまざまな活動はどこがやっているのでしょうか？何故廃止にしなくてはいけないのかを検証をしないままに組織を変えても、まともな改善にはならないのではと思います。

島田：必要なのは、科学審議官みたいな人、ヘッドクォーターになるような人ですけど、そうした人は、わが国にいません。もし、今後同じようなことが起きたときにどういう組織が動くべきなのか、いまだはっきりしていません。それを担うのは、学会でしょうか？　規制庁でしょうか？

渡邉：これを担うのは、恐らく学会ではないと思います。学会は、自由な科学者の集まる場で、偏った活動をするべきでないです。ある方向でまとめるとすれば、学術会議（日本学術会議）なりでしょう。社会に向けた科学的な発言は学術会議がす

るべきでありながら、それが動いていない。

島　田：でもどこかがヘッドクォーターになるべきでは？

渡　邉：そうです。しかし、事故後三年を経た今になっても何もできてないということは、そういう組織を作る動きが全くないということです。さらに数年して、そのうち忘れ去られるのが怖いです。

三　谷：今回は原発事故ですが、将来インフルエンザのパンデミックみたいなことが起きても、同じ状況になる可能性が十分ありえますね。

島　田：BSE問題のときにも、目視検査をした女性獣医師が自殺するということがありましたが、当時も危機管理組織ははっきりしていなかったという印象です。その後、食品安全委員会ができましたが、当時はなかったために担当の職員が個人の責任を感じてしまったのではないかと思います。何か不条理を感じます。

　当時、獣医学会はBSEを市民やマスコミに向けて説明するような動きをしたのでしょうか。結局、全頭検査ということになりましたが、それがほんとに良かったのか。今回の混乱もBSEのときと同じような状況です。次、もし放射線関連で事故が起きたときに、勇気を持って組織として行動することが必要です。やなせたかしさんの言葉を借りれば、「正義を行うのは傷つく」のです。ですから、覚悟を持った組織ができないかと思うのです。私は、やはり学術団体に期待したいですね。

渡　邉：今回の経験を振り返ってみると、学会を牽引されてきた方でも一人ひとり考え方は違っていて、Q&A活動で科学的な説明をするということであっても、実施の是非に関する意見は千差万別でした。ただ、一人ひとりの意見を聞いていると、それぞれにもっともなのです。科学的な活動というものは、研究者の独創性に裏打ちされていますので、それぞれの考えは、例

え自分の考えと違っても尊重せねばなりません。個人の科学的考え方を尊重することが、学会存在の最大の根拠ですが、その延長線上で行う社会的な活動は、必ずしも、科学的側面だけではありませんからね。したがって、学会メンバー（専門家）のボランティア有志が動くのが理想でしょう。その活動が、どの程度実を結ぶかは、私たちが政府、業界そして一般人のどの集団からも完全に独立していながら、どの集団にも、尊敬を持って信頼されるかということに尽きるのではないでしょうか？

松本（義）：学会で声明を出すべきという話がありましたが、自分もそれは違うと思いました。理由は、100ミリシーベルトという線量がシンボリックな数値としてあるのですが、それ以下でもがんが起こっていることを示す結果があったり、それを追試した人がいたりするからです。学会として出す声明は、研究の方向を限定してしまう形になるのではないでしょうか？　ただ、こうした議論がされていて、「大多数の研究者がこうした考え方をしている」とか、「こうした発表があるが、それについてこうした指摘がある」といったように情報を出していくのはいいのだと思います。

島田：ある医療系の学会が「50ミリシーベルトの内部被ばくは胎児に自然のリスクを越えるような影響は与えない」という声明をホームページに出した後、しばらくして消したときいたことがあります。おそらく外からの大きな声に対応しきれなかったのかもしれませんが、でもこれでは、声明が間違っていたという誤解を与えることになります。研究者も医者も一般人から批判されることに慣れてないのです。でも学会がぶれたら科学的にコンセンサスのある事実への信頼がなくなってしまう。

渡邉：ICRP委員が行政に入っているのは問題でしょう。

松本（英）：私もそう思います。監査役が行政にいるようなものです。

渡　邉：でも、日本ではこういうのって多いですよね。言い換えれば、安全を監督する側と監督される側が同じ委員なのです。そして、それが不都合なことであることにリスク管理担当者が気がついていないのです。なぜそうした構造になっているかと聞いてみると、「国際的な勧告を出す作業をした科学者が、その内容を一番よく知っているから」という返事が戻ってきます。科学という意味では、よく知っている専門家をご意見番に置けばいいのですが、リスクには、科学的事実以外に、実にたくさんのファクターが絡んでいますから、そうしたものを一括して処理できる能力が要求されます。むしろそちらの能力の方が重要かもしれません。

島　田：そうですね。今回の福島原発事故も、単に放射線のことだけではなく、社会的なこと、工学的なこと、経済的なことなどがいろいろ含まれた複合的な出来事ですから、リーダーシップをとる組織は、やはり学術会議がいいかもしれないですね。

渡　邉：独立性という意味では、ビキニの第五福竜丸事件を受けて学術会議が提言を出した動きがあります。このときのように、学術会議が「毅然」と動くべきです。自分で活動するという独立した気持ちがないとだめですね。科学者は、研究をするのが第一の役目であることは確かです。しかし、国の危機に際して、その危機に正面から向き合うことも科学者の責任であると思います。科学者でも、最初のうちは、いい加減な情報を流している人がおられましたね。私は、その人数はそんなに多くはないと思います。

宇佐美：でもそのことが大きな影響を生んでしまったのではないでしょうか。

柿　沼：市民の皆さんが、ほんの少しだけ放射線の基本を知っていただけでずいぶん違ったはずだと思います。「放射線はうつ

らない」だけでも知っていてくれていれば、もっと落ち着いて行動ができたのではと思います。

島田：疫学調査では地域差が報告されています。例えば、100ミリシーベルトの被ばくで生涯の発がん死亡率が0.5％増えるとしても、一番がん死亡率の高い青森県と一番低い長野県の間で年間の死亡率ですが20％近い差があります。100ミリシーベルトの発がんリスクが問題にされているけれども、どこに住むか、どんな生活習慣なのかによって自然発がん率が20％近くも大きく変動することを充分に理解した上で、判断するべきでしょうね。こうしたことを理解した上で、「100ミリシーベルトで生涯の発がん死亡率が0.5％の増加」の大きさを捉えることが必要だと思います。

渡邉：1ミリシーベルト（平常時の年間の追加被ばく限度）の説明も不十分でした。1ミリシーベルトが危険と安全の境という誤解がある。そのため、「ゼロ放射線」という思いが益々大きくなってしまっています。それが間違いであることをきちんと説明することが大切でしょう。加えて、政府はいろいろな規制にかかる数値を充分に検討して決定していないので、時間が経つと、数値が変わることもあって国民を混乱させていると思いませんか？　例えば、除染に関しても、年1ミリシーベルトまで下げますよと言いながら、優先的除染対象地域を年5ミリシーベルト以上の被ばくが予想されるところとしています。なぜかを充分に説明していないので、除染が後回しになる地域の人たちから不満が出てきています。このように、まともな説明がないことが国民の信頼をなくしています。1ミリシーベルトが安全線量という思いひとつで、除染目標も食品規制値もその数値を達成するようにさまざまな規制を作ってきたのですが、それが、科学的には不可能に近いことを説明しないといけません。

3. 情報の発信：何がわからなかったか、何が伝わらなかったか？

七　海：私が主催したQ&A相談会の参加者にアンケートを取ってみました。Q&A相談会は勉強になったとの意見が多かったのですが、参加者が最初に期待していたことは、現状がどうなのかということで、内心、「安全だ」と言って欲しいということでした。でも、講師からはそんな発言はなかったので、なぜそう言えないのかという疑問が出てきました。それから、放射線の基礎といっても難しくてわかりにくい。同じ時間ならば現実的なことにもっと力を注いで欲しいという意見がありました。また、若い人は理解が早く、今では友達に説明している人もいるのですが、その一方で、最初から受け入れない人はいまだにそのまま（知ろうとしないし、理解しないまま）になっているという現実もあります。

馬　目：Q&A相談会に参加してわかりやすかったことは、例えば「バナナ1本やビール1杯が何ベクレル」といった例えをもとにした比較などです。普段のことを知って、事故の上乗せを考えるというのは理解しやすかったです。一方で理解しにくいのは、出される数値の意味、特に根拠です。そこの説明を聞けば理解はできます。講演に来る人は意識が高いのでなおさらなのですが、聞かない人はまだ理解できていないのが現状だと思います。

松本（義）：来ない人は「得るものがない」と思っているように感じます。来ない人をどうするかが課題だと思いますが。馬目さんは、来てくれない人と何らかの接点をお持ちだと思うのですが、その理由はどんなところにあるのでしょうか？

馬　目：震災直後にインプットされた情報を引きずっている人

が多いですね。ある意味で、行動が刷り込みされてしまっている。

七　海：肩書きが「御用学者」につながると、どうせ方向は決まっているということになってしまいます。

松本（義）：肩書きがプラスにもマイナスにもなるということですね。

七　海：はい。それから、結局、集団で動く人が多いことも影響していると思います。最初から彼らのこだわりがあって、自分たちの方向と違う人の説明はどうしても受け入れられない。結局、方向が合う人だけが集まって、講演会を企画するにしても、そこに来る人はその方向に合う科学者やジャーナリストということになる。決してその考えを変えようとはしないのです。グループのリーダーは外の人たちと一緒になって、限られたネットワークで情報を選択し、多くの情報を流しています、社会運動が絡むと、なお結束は強固です。一人ひとりはきちんとした良い人なのに、的外れの理解を一生懸命勉強して、それで固まっている。ただ、それが影響力を持って広がるかというと、そうでもない。

田　内：イデオロギーと科学理解が混同されているんですよね。科学者（ネットで御用学者のレッテルを貼られるとなおさら）の話を「聞くつもりはない」と拒否する一方で、何故か講演会には来ていたりするのです。おそらく、イデオロギーと一緒になっていて、御用学者は拒否したいが、地元にはとどまりたい、心のどこかで「大丈夫と思いたい」という気持ちは持っているのではと思います。でも「大丈夫」とか、「大したことない」という意見は、正面からは決して受け入れられない。だから、私は、こうした人たちは、本音と建前が心の中ですごく葛藤しているのだろうなと感じるところがあります。

松本（義）：そういった人たちが、私たちの講演会を聴いて得る

ものがないと思う理由は、七海さん、馬目さんの話を整理すると三つぐらいになるのですかね。第一に最初の情報の刷り込みがあってそれから逃れられない。第二に、講演者の肩書きから、「御用学者」いう思い込み。第三に集団としての（非科学的）行動などが大きな要因になっているということですね。ところで、地域では参加しない方への対応はされているのでしょうか。

馬　目：来なかった人にも講演内容をプリントして配ったりしました。PTAとして実施させていただいた中学校での勉強会の際には、Q&A集を作成し保護者全員に配布しました。町内会で実施したときもQ&A集を作成し回覧しました。集まった人はある程度わかってきていると思いますが、本質まで理解するのはなかなか難しいとは思います。

松本（義）：科学はなぜ伝わらなかったかというテーマの集まりに参加したのですが、飯舘村に復興活動の支援に行き地域住民とちゃぶ台を囲んで説明されていた方が、住民に「もう勉強疲れちゃった」と言われた、と話をされました。飯舘村ですから、いろんな専門家が入れ替わり立ち代わり来て、その住民の方は最初は関心を持っていろいろ聞きにいっていたそうですが、立場の違う専門家がそれぞれ違った内容の話をし、不安に寄り添うタイプの話もあれば煽るような話もあるし、最後には何を信じていいのかわからなくなってきて、もう疲れたということのようです。そういうのってやっぱりあるのですか？

七　海：いろんな話を聞くから余計に不信感が出る。ありますよね。

松本（智）：安全と言って欲しいと言われても、リスクの話なので断言はできないですよね。講演する側は、リスクコミュニケーションは通常の学会発表や講演と根本的に違うということを強く意識した方がいいのかなと思います。どうでしょうか。

松本（義）：それは重要なことだと思います。研究者は学会での

発表に慣れていても市民に伝える方法には慣れてない。ただ、いろいろなことを言う人はいますが、大筋ではコンセンサスがあって、違いがあっても小さいことだと思うのです。だから、リスクの話をするときに重要なのは、何と比較するかなんですよ。比較であげた要因のリスクと比較して、いま心配している放射線被ばくのリスクの方が小さいと説明するのです。被ばくを避けようと思ったら、生活スタイルを何か変えないといけないわけですが、それに伴うデメリットの方が、被ばくによる影響よりも絶対に大きい、と説明しました。

渡　邉：この活動を始める前に皆さんで決めたことがありますよね。講演では、「安全とか危険」とは言わないでリスクの概念を伝えるということです。私たちはこの方針を貫いてきたと思っています。放射線や原子力はただでさえ理解できないことが多いので、できるだけやさしく、納得してもらえるまで繰り返すをモットーにしてきました。しかし、残念ながら受け入れられない場合もあります。受け入れてくださらない人たちは、「お前たちは政府の回し者だろう」とか、「こんなカラー刷の資料を準備できるのは、東電からお金をもらっているからだろう」とか、全く違った土俵で不満をぶつけてこられました。それでも、相手が希望すれば、理解してもらえるまで繰り返してやっていかざるを得ません。住民の1割が正しく理解してくれるようになると、後は自然にそちらの方に動いていくと思います。なぜなら、正しいことは長く不変ですが、正しくないことはすぐに底が見えるのが道理ですから。

松本（義）：七海さん、馬目さんはうまく伝わった例ですよね。でも県外避難者を対象とした活動（山形県における勉強会など）では、なぜ伝わらなかったかがわからない。このことこそ私たちが議論すべき反省点かと思います。

渡　邉：それは大切です。しかし、そういう地域でも活動を続

けてきて、変わりつつあったと思います。いつも同じ情報を出す人（人たち）が繰り返し来ることも大切なのではないですか。最初はすごく反論していた方も、何回か続けると私たちの話している内容を理解してもらえるようになった例もあります。講演を聴きにくる人は、私が誰かを知らないうちはやっぱり不安なのですよね。素性がわからないと安心して聞くこともできないでしょう。

松本（義）：それは続けて来たことで説明者が信頼されたということですよね。一方で、山形県での避難者を対象とした勉強会への参加者が少ないことは、避難者を世話する人たちのサポートがなかったということではないですか。

柿　沼：避難者は、放射線が危険と思って避難している方たちで、これに対して避難先の自治体の方は非常によくサポートされていると思います。自治体の方は、私たちの放射線の勉強会を紹介すると、「もう危険でないのだから早く帰れ」と言っているように避難者から思われるのが心配なのだと感じました。

渡　邉：そうですね。直接、世話しているボランティアの人たちの場合は、そういった心配をされても仕方ないですが、行政は毅然として「帰れ」という意味ではないことをきちんと説明して情報提供をやるべきでしょう。公務員、教員そして医師は、社会の緊急事態にあっては、特別の責任を持って仕事を行わねばならないことを自覚しなければいけません。行政が避難者に「帰れ」と言うために勉強会をやるわけではないと、住民にしっかりと告げて理解してもらわないと駄目だと思うのです。要は、わが国では、公務員に対する心得教育が全くできていないのです。

松本（義）：ただ、公務員一人ひとりでは協力するかどうかを判断できないと思いますが。

七　海：情報の流し方が問題だと思います。紙を配るだけでも

情報を出したと言えるし、直接コミュニケーションを取れてない例も多いと思います。

宇佐美：情報は出せばよいのではなく、どれだけ届くかが重要でしょう。我々が少人数の会にこだわったのは、レスポンスを求めていたからですよね。大きな会場では本当のところは十分伝わらないのではと思います。

松本（義）：数百人の会場では、質問しようと思う人はごく少数の強い思いを持つ方ですよね。結局持っていた疑問を聞けないままに帰る人が多い。

七　海：そうです。もやもやしているうちに質問の時間が終わっちゃうんですよね。誰かが難しいことを質問すると、「洗濯物干せますか」程度のことはもう聞けなくってしまいます。

三　谷：国際関係を担当している人に聞いてみると、大規模災害の避難者が地域に戻らない現象は何処でもあるそうです。避難して来た地域が元に戻らない上に、避難者を受け入れている地域にも負担になり、社会の摩擦が問題になるようです。今回も、放射線だけに注目するのではなく、大規模災害後の社会学的な要因を理解する必要があると思います。現状を理解すれば解決するということではなくて、付随する社会的な問題も理解しなければなりません。

渡　邉：そもそも私たちは、放射線の健康影響について理解してもらうことを目指していますが、避難先から帰ってもらうことを目的と考えていません。帰られるかどうかは、地域社会の中で考えることと思います。田舎から都会へ若い人が流れるという現象は、いま、日本の田舎に共通の問題です。私がいま住んでいる和歌山県の地域は、自治体の平均年齢が75歳を越え、高齢化率は、90%を越える限界集落です。なんとか若い人に帰ってきて欲しいと思っていろいろ活動していますが、そういう話は、今回のような事態と全く別の話として区別する必要がある

と思います。

松本（智）：これから先で問題になるのは、原発周辺でがんの例が出るとどうするのかですよね。確率論だから、放射線が原因ではないと断言できないわけです。

渡　邉：平成25年に発効した原爆被爆者救済法では、被ばく時に爆心より3.5キロメートル以内（推定被ばく量1ミリシーベルト）にいた人を救済の対象にするとされています。だから我々はそれに突っ込むのではなく、健診を推奨し、被ばくをきちんと測ることで自身を守ることを伝えるしかないです。今でも「信用できないからといって調査をしないのは不利になりますよ」と伝えています。「この程度でがんになることを心配しないでもいいですというなら、私ががんになったら責任を取ってくれるか？」と言われますが、それはできませんよ。

松本（義）：原発の従事者で5ミリシーベルトを被ばくした方の白血病が労災になった例がありますよね。

渡　邉：それは労災として補償するかどうかの判断でしょう。原爆被爆者でも同じであり、科学とは別の問題です。私も、弱者救済としての司法判断は、それなりに評価します。ところが、放射線はどんな量でも絶対に危ないと思い込んでいる裁判官も多く、放射線の影響を科学的に理解しないで判断されている例も多いと思います。科学的見地からすると「放射線の影響があるとはいえない」とするのがいいのではないでしょうか。

松本（義）：私たちが専門外の社会科学にどう対応するかを明確にしておくべきでは。科学的に答えられる範囲外であることをきちんと伝え、その後は人と人の信頼関係で何とかするのでしょうか。

三　谷：私たちは少人数の勉強会であればこそ、それを意識して伝えようとしてきました。大きな講演会になると、人工放射線は危険、内部被ばくは危険、線量限界を超えると危険、と

いったような情報について、いまだ質問されてきますが、平行線のまま終わってしまいます。

渡邉：それは原子力に関する基礎教育をきちんとしないと解決しない。今の文科省が提案している放射線教育は、そうした基礎教育になっていないと思います。

松本（英）：最初の副読本だって、原発の宣伝になっていましたよね。

柿沼：理科の授業でなくても、影響のことをきちんと伝える学校教育を目指すことが必要だと思います。「口をふさぐと息ができなくなるから、目に見えないけど空気があることに気がつく」というような理解を、放射線影響にも広げられればと思います。先日、ある大学の養護教員養成課程の大学一年生に講義をしました。彼らは真剣に話を聞いてくれました。全てが理解できなくても、一度でも聞いたことがあれば、彼らが将来働くであろう、それぞれの学校で情報を広げてくれることを期待しています。また、別の大学の大学院生にはリスコミの話をしました。放射線のことを勉強している学生でしたが、放射線のリスクコミュニケーションの話は初めて聞く学生も結構いました。やはり、チャンスを見つけて学校で教育することが大切だと思いました。

松本（智）：今のような事態を乗り越えるためには、基礎教育が重要だというのは、ほとんど皆さんの共通した意見じゃないですか。でも日本では、放射線の教育はしない方がよいという雰囲気もあるのではないかと思います。教育委員会に行っても、なかなか動かない。こうした状況を変えないといま話題になっている基礎教育なんてできないですよね。

柿沼：そうですね。福島と千葉の小学生のサイエンスキャンプを企画して、募集案内を千葉のいくつかの小学校の校長先生にお願いしたのですが、先生によって積極的な方もいましたが、

そうではない方もいることがわかりました。おそらく、学校内に福島から避難してきた子どもがいて気遣っているのかもしれませんし、先生自身の放射線の理解度の問題もあるかもしれません。少し予想外だったので、このようなことを打開するためにも、科学的理解が必要ですね。

宇佐美：福島で作られた原子力と放射線に関する副読本は、残念ながら科学的とは言えない内容でした。ですから、放射線やその生物影響に関することは、私たち、科学者がしっかりと正確に科学として伝えるようにしないといけないと思います。私は、特に、子どもに対する教育現場では、放射線を科学として教えたいと思っています。

松本（義）：七海さんは私たちの勉強会を何回も聞いていただいていますが、私たちの話の中で、この話題はみんなわかっていないという点はありますか？

七　海：やはり放射線の基礎のところでしょうか。放射線の種類や透過力なんて、今の状況に関係ないんですよね。自分のまわりになければそれで良い。まして、原子核の話になるとイメージできないです。

渡　邉：でも、その話をすることで、我々のまわりに理解しがたいものがあることが理解できるのではないですか。そうした基礎をしっかり理解しておかないと、何かちょっとわからないことが生じると、全体がわからなくなって不安になるのです。だから教育で一番重要なのは、放射線が危険だとか危険でないということではなくて、放射線とは何か？　を教えることであって、これをしっかり理解して、論理的に組み立てれば、後は自ずとわかるものなのです。日本人は、そのくらいの能力を持った民族だと思います。

七　海：私はきっちりやるべきだと思うし、わかってよかったという人もいます。でも難しいことに変わりないのです。単位

の問題も関係がつながらない。

　除染を始めた最初の頃、その場所に近づけて CPM（Count per minute：1分間あたりの計数率）を測ってそれで判断する方が早いことに気づきました。この方が除染で劇的に数値が下がってやり甲斐があるんです。高さ1mで測ってがっかりするのとずいぶん違います。でも行政担当者も除染業者も、そのことを理解してもらうのが難しいんです。敷地が狭い家では、一生懸命除染しても2〜3割しか下ってないのですが、土の表面を測ってみれば1/10になっているんです。だから、GM測定器を直接住民の方に見せて、「こんなに下がっているんだよ、すごいでしょう」と言うと納得してくれます。それでも、まだちょっと放射線量が高いときは、放射線源を探して、例えば、前の家に植木があるのを見つけるとGM測定器をそちらに向けてメーターが上がって来るのを確認させて、「あそこから放射線が飛んでいてきているのだよ」と説明します。そうすると、「うちは、綺麗になったのだね」と納得してもらっているんですよ。

松本（義）：確かにそうなのですよ。表面汚染って、結局、ベータ線を測っていますから、汚染部に近づけないと検出できないですよね。空間線量は主にガンマ線を測っているから、遠くから来る放射線も測定しているので、除染の程度の評価に大きな違いが出るのですね。ところでもうひとつ、人体影響の話をする中で、難解なのはリスクの話だと思います。それについてはどうですか？　しきい値とかがんリスクとか。

七　海：難しいということはないと思いますよ。皆さん何となくわかっています。リスクは図などで示していただいて、比較対象があると結構わかると思います。

松本（義）：リスクは確率を含んでいます。でも確率は数学の中でもわかりにくいと言われますが。

七　海：放射線があるという現実を受け止めて、他の原因によ

るリスクが高いと受け止められた人は理解ができる。でも放射線が許せない人は、「何で増えるの、ゼロにしてよ」という結論になる。理屈では恐らくそんなの無理だってわかっているのでしょうが、そこが許せないという思いから抜け出せないのです。

島　田：許せない理由は、例えていえば、ゴミを散らかした加害者が「これくらいは大したことない」と思っているような態度だからだと思います。まず謝って、それからきちんと散らかしたゴミを片づける努力をみせるべきです。

宇佐美：何度か講演会をしてみて、科学的に一番よくわかってくれたのが中高生。大人になると他の知識が邪魔して理解が進まないように思います。でも続ければいつかは理解が進むのではと思います。先は長いですが。

七　海：前出のメルマガで、情報発信するネタを探していて電磁波のことを調べたことがあります。携帯電話と脳腫瘍の関係について書かれた論文を調べて、20センチメートル程度より近くではその電磁波が脳に届くことを突きとめて、メルマガで発信しました。そしたら2人の方から、目覚まし代わりに枕元に置いていた携帯を遠ざけたら頭痛が消えたとのコメントが来ました。

島　田：電磁波で問題になるのは小児の脳腫瘍です。一方で、電磁波は発がんには関係ないという論文も出ています。ただどちらにしても、危険な物、心配なものを遠ざければ安心できますよね。

渡　邉：そうかも知れないけど、ただ遠ざけるのではなく、その理由を科学的にきちんと伝えないと、かえって不安を与えるのではないですか？

島　田：そうです。相手の話をきちんと受け止めることが大切だと思います。最初の頃は、学生に講義をするように、「教える」というスタンスでやって失敗しました。次に合意形成を目指す

方法に変えたのですが、やっぱりうまくいかない場合が多々ある。その後になって、合意は関係なく、事実や考えをコミュニケーションすることにしたのです。少なくとも「事実（エビデンス）はこうなのです」ということだけでも、伝えようという姿勢を持つことは、大切だと思うのですよね。それをどのように考えるかは、受け手の気持ちを尊重しながらいっしょに考える。

宇佐美：健康影響の話に戻りますが、低線量放射線によって「がん」以外の健康影響を気にする方も多かったです。セシウムが原因となって心筋梗塞が起こるのでは、など。否定してもなかなか信じてもらえないことがありました。

柿　沼：心筋にカリウムが多いからセシウムも蓄積しやすいという話ですね。

松本（英）：でも、カリウム40で被ばくしている分がずっと多いでしょう。

宇佐美：セシウムとカリウムは人体に対する影響が違うという情報に凝り固まっていて、セシウムを怖がっているのです。

島　田：科学的には被ばくで心臓の病気のリスクはあがるのは事実。でも、しきい値があって、0.5グレイ以上でないと増加しません。研究者なら、論文にあたれば間違っていることがわかりますが、一般の方は、本になっていれば手軽に読めるので、そこに書かれていることを鵜呑みにするのかもしれない。当初は「いい加減な本を信じちゃ駄目です」と言っていたこともあるのですが、最近は「誰」が書いたかを教えてもらい、その情報（著者の専門性や参考文献）の信憑性を説明するようにしています。

松本（英）：情報を限定して、都合の良いところだけを発信している例ってよくありますよね。

島　田：科学的に間違っている報道にはクレームを付けるべき

です。放置するとさらに蔓延するから。

三　谷：でもそれって相当なエネルギーを使いますよね。

島　田：はい、特にイデオロギーが入ったりすると科学の議論ができませんね。そういう人は、わざわざ普通では入手困難な雑誌から論文を無理やり引っ張ってきたりしますから。

宇佐美：でも、きちんとした著名な論文を引用しておいて、その内容を曲げて「危ない」という話に持っていっている例もありますよ。

渡　邉：そういうのは、我々、専門家が検証して行かなければならないでしょう。

島　田：ネットに流れる情報の正確性を調べた研究があります。がんに関する情報です。日本のGoogleでは正しい情報と思われるのが40％なのに対し、アメリカは第三者のチェックが入って80％ということでした。でも我々にはどれが正しくて正しくないのかそのような情報は伝わっていません。正確な情報を発信しているサイトなのかをきちんと見ないまま、検索サイトで上位に並ぶ情報（多くはスポンサー付き）を鵜呑みにしてしまう。

松本（英）：確かにアメリカのGoogleでは論文のPDFが並んできますね。

渡　邉：我々はきちんとした論文に基づいて話をするように務めてきました。内容を曲げた情報にエネルギーを割くことはできません。福島の若い医師が、実に懸命になって放射線の影響について講演活動をし、住民が発する疑問に対して明快に説明しています。CTの被ばく量を例に挙げ、「何ミリシーベルト多くなったというけれど、腹部のCT検査を1回やったら、12ミリシーベルトくらい被ばくしちゃうわけだよ。頭だと7〜8ミリシーベルトなのだよ。それを知って、放射線が危ないと思って検査しないでおくか、検査して生き残るかどちらがいい？」と聞いてしまう。理解しやすいと思っているのかもしれないの

ですが、決して我々が使う例えではありません。でも彼は、地元の人とかなりしっかりとした信頼関係を築いているから、こんなことができるのだと思います。

4. 未来のためにできること

(1) 市民の立場から

馬　目：知識が足りなくて困っていたときに信頼できる人たちを見つけられたと思っています。これからも研究者と住民をつなげる役割ができたらと思っています。

七　海：身の回りには放射性セシウムがまだあるので除染にも取り組み、その後もその存在を確認しながら、今まで知らないまま放射線を利用してきたことを再確認していきたいと思います。何か困ったら市民と研究者との橋渡しをしたいと思っています。

(2) 研究者の立場から

渡　邉：我々自身が希望を持つことだと思います。世の中のためになると信じて。そして、しっかりとした教育をすることです。

三　谷：やはり教育をどうするかが重要であると思います。一般市民への知識のアップデートと専門家の養成をどうするかということです。今回の経験から、専門家であるからこそ、最新研究の背景を理解し伝えることで信頼されるのだと思っています。専門家がいなくなることは問題ですから、専門家をどう育て、それを継承していくかが課題だと思います。

松本（英）：放射線が関わる全ての事故を体験した日本であるにも関わらず、学校教育の中に放射線教育がないことが問題だと思います。今後の未来のためには小学生・中学生・高校生への放射線教育が重要でしょう。

宇佐美：いろいろ講演などに行ってみて、中高生の理解力に感

動しました。小学生には放射線の話はちょっと難しいかもしれないのですが、熱心に聞いてくれています。やはり子どもの教育が大事だと思います。科学者としては、研究を社会に伝えることを念頭に置くべきだと思います。自分のやっている研究が社会の中でどういう位置づけにあるかということを、一科学者としてだけではなく一市民として考えていきたいと思っています。

松本（智）：科学として面白いことを伝えるのが大事ではないでしょうか。人材育成のために教科書を作ろうとしているのですが、章ごとに執筆したのを合わせると、どうも内容がバラバラで面白くない。だから「放射線」だけを分けるのではなく、自然科学の一部として放射線影響を伝えることで、専門家になりたい人を育てたいと思います。

柿　沼：文科省の副読本ができましたが、中身は状況に合ってない。それよりは放射線影響学をきちんと伝えたい。研究所のイベントに来て身体の中に放射線があることを知った小学生が自分の体の中から出てくる放射線を測ることができるのではと思ってGM管の前に集まっているのを見ると、その好奇心に訴えて情報を伝え、理解を進めてもらいたいと思います。知らなかったことを知ってすぐ確かめたいと行動する。子どもの力は素晴らしいです。

島　田：どんなところでも必要とされれば行き、情報を提供する努力は続けたいと思っています。リスコミについても、時間とともに内容は変わっていくことを察知しながら、伝えるべきことは伝えていきたいと思います。

松本（義）：教育の重要性は皆さんのご意見と同じです。放射線に限ったことでなく、「がん」も含めて扱いたいと思います。また、一人の研究者として、まだ答えが見つかってない問題が見つかってきたと思うので、これらをテーマとして明らかにして

いきたいと思います。

鈴　木：今後の教育に期待するのは私も全く同じですが、具体的な手立てとなると、なかなか難しいところがあります。子どもたちの興味には間違いなく期待できるのですが、これまでの経験の中では、学習指導要領に準拠した学校教育の中で、担当の先生方が、どこまで科学の視点で放射線を教えられるかは、いささか心許無いところがあります。したがって、我々放射線に携わる科学者が、今まで以上に、教育の場で手助けができるよう機会を捉えていかなければならないと実感しています。

田　内：教育を展開する上で気になることですが、残念ながら一般には、放射線影響は「楽しむ」科学ではないような気がします。「サイエンスアゴラ2013」で我々の企画（福島での活動経験から習うリスクコミュニケーション）が表彰されたとき、表彰式で何か対照的な印象を持ちました。企画の多くが「楽しむ科学」で、企画側も楽しむことに目を向けていたのに対して、私たちは少し毛色の違う内容だったからです。楽しくなければ簡単には頭に残らないので、学校教育の中に少しでもわかりやすい形で組み込むことが大切だと思います。例えわずかであっても、正しい理解が頭の片隅にあれば、入ってくる情報を適切に判断できるはずです。問題は、そのための時間が学校教育に確保できていないことです。その時間確保を実現するために、個人ではなく団体として、実現に向けた提言ができないかと思っています。

渡　邉：私は、放射線の話は「面白く」できると思っています。私が小学生を相手に話をするときによく使う手は、「原子だ、原子核だ」とだけやっては興味がわかない人がいるだろうからと思って、「ドラえもんの科学と鉄人28号の科学」というタイトルを付けています。原子を説明するときには、必ず、それがどうしてできたかが、ある程度わからないと面白くありません。

そこで、ビックバンで素粒子ができて、核力で原子核ができるところを説明するために「ドラえもん」に登場してもらって「どこでもドア」の説明をします。その上で、エネルギーを取り出すという今の原子力の話をするときには、力でもって力を制する鉄人28号を登場させて漫画を見せながら、量子論の説明をすると、多くの子どもたちが食いついてくるのです。これは私の感覚でやっている授業の例ですが、私たちが知恵を絞って、放射線のことを学ぶのが面白いと思わせる技術を身に付けたらどうでしょうか？

今のままでは、我々がリタイヤすると大学から放射線影響学が消えてしまいます。放射線影響学は、物理・化学・生物を幅広く理解した専門家が育成できないと全体は見渡せません。大学でそれらを見渡す教育がなくなってきている現実の中で、教育・研究拠点を残すことは重要でしょう。

三　谷：2011年の3月15日から、マサチューセッツ工科大学（MIT）原子力工学専攻の学生さんたちが、日本政府や東京電力、各種マスコミから公表されたデータを解説する記事をブログで発信していました（http://mitnse.com/category/fukushima/）。リアルタイムに、です。大変な苦労があったと思いますが、日本も含めて世界中からアクセスがありました。それを知ったとき、学生の行動力に感心し、その活動を素早くサポートできるMITの体質が素晴らしいと思いました。日本の大学教育でこれができるかが、これからの大きな課題です。

本書をより理解するための用語解説

(五十音順に配列しています)

　ここにあげた用語の多くについては詳しい解説が本文の中にありますが、頻繁に出てくる用語と補足があった方がよいと思われる用語を簡単に解説します。読み進む中でつまずいたときは、このページを参照して下さい。

アポトーシス：多細胞生物の個体発生の過程や、日常の営みで生じた不要あるいは有害な細胞を取り除く機構で、遺伝子にプログラムされた仕組みによって細胞が自発的に死んでいく現象。細胞の縮小、DNAの細断を特徴とし、断片化した細胞は最終的に血球の1つであるマクロファージによって処理(貪食)される。

安定同位体：地球や宇宙の年齢程度の時間では変化しない原子。例えば、天然に存在する炭素の同位体の中で、炭素12と炭素13は安定同位体である。同位体、放射性同位体の項参照。

遺伝子：生物の設計図である。物質としてはデオキシリボ核酸(DNA)であり、糖(デオキシリボース)、リン酸および塩基(A、G、T、Cで表される4種類)からなる化合物が規則正しく並んだ二重らせん構造の分子。

遺伝子(DNA)の損傷：遺伝子の本体であるDNAの化学変化。

エピジェネティックな(エピジェネティクス)：遺伝情報の変化ではなく、遺伝子を使うかどうかのスイッチ制御によって、生物に形態や機能の変化が現れること。

壊変：放射性物質が放射線を放出して変化する現象。アルファ線を出すアルファ(α)壊変、ベータ線を出すベータ(β)壊変などがあり、それに付随してガンマ線を出す場合もある。

核種：原子を陽子の数(＝原子番号)と中性子の数の両方に注目して分類

したもの。陽子の数が同じであっても中性子の数が異なると、異なる核種となる。例えば、陽子の数が6で、中性子の数が6であるものを「炭素12」、中性子の数が7であるものを「炭素13」のように元素の名前に質量数をつけて表す（元素、質量数の項参照）。

確定的影響：人体影響のうち、被ばく線量がある一定の線量（これを「しきい線量」という）を超えないと影響が現れないもの。がんと遺伝性影響（遺伝的影響）以外の全ての影響が該当すると考えられている。

確率的影響：例えわずかでも被ばく線量に応じて発症頻度が上昇していくと仮定されているタイプの影響。がんと遺伝性影響（遺伝的影響）がこれに該当する。

吸収線量：単位質量あたりに与えられるエネルギーで表される放射線量。単位はグレイ（Gy）で、エネルギーの単位を使うとジュール／キログラム（J/kg）。

グレイ：吸収線量の単位（吸収線量を参照）。イギリスの物理学者ルイス・ハロルド・グレイ博士の名にちなんでいる。

元素：原子を原子番号（＝陽子の数）に注目して分類したもの。中性子の数は異なっても、陽子の数が同じであれば、同じ元素となる。例えば、陽子の数が6であれば、中性子の数が6であっても、7であっても、8であっても同じ元素となり、「炭素」と呼ぶ。核種の項参照。

交絡因子：人間集団の調査による医学調査の解析（疫学）において、健康に影響を与えるような、食習慣、喫煙、飲酒などの生活習慣や遺伝要因などの因子。ある特定の因子の影響を知るには、交絡因子の影響を補正する必要がある。

酸化損傷：遺伝子の本体であるDNAを構成する「塩基」が酸化されて変化した状態。

しきい線量：確定的影響について、その被ばく線量を超えると症状が出る人が現れる線量。国際放射線防護委員会（ICRP）では、1％の人に影響が現れる被ばく線量を「しきい線量」としている。

質量数：陽子の数（＝原子番号）と中性子の数の和。陽子と中性子の質量はほぼ等しく、電子の質量よりははるかに大きいため、陽子と中性子の数の合計で原子の質量がほぼ決まることから、この和を「質量数」と呼ぶ。

シーベルト（Sv）：等価線量、実効線量、預託実効線量などの単位（各項を参照）。放射線防護を唱えたスウェーデンの物理学者ロルフ・マキシミリアン・シーベルト博士の名にちなんでいる。

実効線量：放射線の全身への影響度を表す値（生涯でがんになって死亡するリスクに対応する数値）。単位はシーベルト（Sv）。

線量率：時間あたりの被ばく量。「Gy/時間」または「Sv/時間」で表し、時間の単位は必要に応じて秒、分、時間、日などを使う。

素粒子：原子を構成する原子核を構成している、さらに細かい成分粒子のこと。

臓器吸収線量：臓器が吸収した放射線からのエネルギーの平均値。単位はグレイ（Gy）。

組織加重係数：組織ごとに放射線に確率的影響の程度の違いを補正するために用いる係数。実効線量の算出に用いる。

多因子性疾患：原因となる因子が1つではなく、多くの因子が原因となる病気。

チミン二量体：DNAを構成する塩基の1つであるチミンが隣同士にあるときに、2個が化学反応を起こして結合（共有結合）した状態。

電磁波：粒子と波の性質を持ち、質量は持たない「光子」の流れ。光（可視光）、ガンマ線、X線などが含まれる。

同位体（アイソトープ）：陽子数（すなわち原子番号）が同じだが、中性子の数が異なる原子（核種）。例えば、炭素12、炭素13、炭素14は互いに同位体である。

等価線量：吸収線量（グレイ）をもとに、放射線の種類による生体影響の違いを補正した（放射線荷重係数を乗じた）量。単位はシーベルト（Sv）。

ベクレル（Bq）：放射能の単位（放射能の項を参照）。放射能を見つけたフランスの物理学者、アントワーヌ・アンリ・ベクレル博士の名にちなんでいる。

物理的半減期：ある放射性核種について、放射能が半分になるまでの時間。

放射性同位体（放射性物質、放射性核種）：原子核の状態が不安定であるためにより安定な状態になろうとする原子（物質、核種）。状態が変わるときに放射線を出すため、「放射性〜」と言う。例えば、天然に存在する炭素の同位体の中で、炭素14は放射性同位体である。

放射線加重係数：放射線の種類による生体影響の違いを補正するために用いる係数。等価線量の算出に用いる。

放射能：放射性物質の量を1秒間の壊変数として表した値。その物質の中で平均として毎秒何個の壊変が起きているかを表す。単位はベクレル（Bq）。

娘核種：放射性核種（放射性同位体）の壊変によって生じた新たな核種（原子）。娘核種がまた放射性核種である場合もある。

預託実効線量：内部被ばくの場合に、身体に取り込んだときから70歳になるまで（大人は50年間）の被ばくを全て受けたと仮定し、放射性核種の減衰、体外への排泄、体内での分布を考慮しつつ計算によって求めた実効線量。放射線防護上は摂取した瞬間にこの線量を被ばくしたと考える。

ラジカル：分子が持つ電子のバランスが変化して、他の物質と非常に反応しやすくなった状態。厳密に言えば、ある電子軌道に不対電子と呼ばれる電子を持つ原子、原子団、分子のこと。

あとがき

　本書は、日本放射線影響学会の60回大会記念事業の先行事業として編集したものです。日本放射線影響学会は、1959年の第1回学術大会の開催以来、真に学術に根ざした研究者の集団としてJournal of Radiation Researchという英語論文誌の発行を主宰し、これまで57回の全国規模の学術研究大会を開催してきました。2011年3月の福島第一原子力発電所事故を受けて、「今こそ研究者も社会に向き合うべき」という考えに賛同した会員有志によるQ&A活動から生まれた本書は、2年後に60回目の学術大会を迎える本学会の編集を冠して出版する初めての和文単行本でもあります。

　長い歴史を持つ学術研究集団の一員として放射線の生体影響解明に取り組んで得た知識や、さまざまな考え方を持つ研究者と議論してきた経験は、私自身が一人の市民として福島原発事故で飛来した放射性物質による汚染に立ち向かう中で、納得できる最善の選択をするのに大いに役立ったと思っています。福島に向き合ってきた経験は同時に、正しい情報を伝える・知ることの大切さ、科学的な情報をもとに論理的に理解することの大切さを痛感するものでした。一緒にQ&A活動を続けてきたメンバーが、本書の執筆・編集を二つ返事で引き受けてくれたことは、「本当に伝えなければならないことを未来のために残すべきである」と誰もが感じていた結果であると思っています。

　まえがきにもあるように、本書はそれぞれの地域で放射線に関して市民の相談を受ける立場の方々に向けた参考書と位置づけて編集しています。学術論文とは勝手の違う書籍の執筆・編集は、読み返すたびに不十分なところが見つかることの連続で、思った以上に手間取ってしまいましたが、私たちが真に科学的と判断した知見に基づく解説とQ&A、それに私たち

の活動から見えてきたことを伝えるための座談会という三部構成は、「放射線リスクとどう向き合うか」ということを考える際に必ずや役に立つ内容であると自負しております。

　最後になりますが、本書の出版を快く引き受けて下さり、ご尽力いただいた株式会社医療科学社の古屋敷信一社長ならびに幸村良吾様に心より感謝申し上げます。また、市民代表として座談会に参加下さった七海仁一様、馬目与市様、仮版の製本を支援いただいた公益財団法人「ひと・健康・未来研究財団」関係者の皆様、貴重な休日を使って用語集の抽出にご協力下さった茨城大学理学部の皆様、そして多くのコメントをお寄せいただいた日本放射線影響学会の諸先生方にこの場をお借りしてお礼申し上げます。

2014年12月

日本放射線影響学会　教育・研修委員会（編集代表）

田内　広

本当のところを教えて！ 放射線のリスク
　—放射線影響研究者からのメッセージ—　　価格はカバーに表示してあります

　　　　2015 年 1 月 22 日　第一版 第 1 刷 発行

編　　者　日本[にほんほうしゃせんえいきょうがっかい]本放射線影響学会 ©
　　　　　Q&A 対応[たいおう]グループ
発 行 人　古屋敷　信一
発 行 所　株式会社 医療科学社
　　　　　〒 113-0033　東京都文京区本郷 3 - 11 - 9
　　　　　TEL 03（3818）9821　　FAX 03（3818）9371
　　　　　ホームページ　http://www.iryokagaku.co.jp
　　　　　郵便振替　00170-7-656570

ISBN978-4-86003-454-2　　　　　　（乱丁・落丁はお取り替えいたします）

本書の複製権・翻訳権・上映権・譲渡権・公衆送信権（送信可能化権を含む）は（株）医療科学社が保有します。

JCOPY ＜（社）出版者著作権管理機構 委託出版物＞

本書の無断複写は著作権法上での例外を除き，禁じられています。複写される場合は，そのつど事前に（社）出版者著作権管理機構（電話 03-3513-6969，FAX 03-3513-6979，e-mail: info@jcopy.or.jp）の許諾を得てください。